自己愛危機サバイバル

摂食障害・醜形恐怖症・自己臭恐怖症の克服・治療

著｜熊木徹夫　あいち熊木クリニック院長

中外医学社

まえがき
〜「私のすべてを、見て欲しい」〜

私が精神科医になりたての頃、ある先輩医師から次のようなことを聞かされました。「君がこれから２年間の研修医時代に出会う患者さんを、とりわけ大切にしなさい。なぜだか分からないが、最初に出会った患者さんとよく似た人々とこれからの精神科医人生で何度も出会うことになる。そして、そこで現れたテーマに否が応でも向き合ううちに、最終的にそれがライフワークとなっていく」

なんだかオカルト的なことを言う先生だ、と当時は少々訝しく思ったのですが、それから二十数年経過して振り返ったところ、見事そのようになっている。初学者であった私に胚胎したいくつかのテーマは、今に至るまで私という精神科医の大本を形成してきているのです。

そしてこれからお話しする患者さんも、私にとり忘れ得ぬ人であり、彼女との出会いが私の奥底にある何ものかを激しく揺さぶったことは間違いありません。

それは、精神科医になり半年くらい経った時のこと。私はその日、病棟の当番医で、複数の患者さんを相手に、採血・点滴などを行っていました。

当時の私は、来る日も来る日も採血を立て続けに行っていました。精神科医が採血ばかり、なんて変だな、と思う方が多いでしょう。私も精神科医になったばかりの頃、むしろ「精神科医はこころの医者だから、精神療法のみに邁進すればいい」なんて考えていた。同僚の精神科医も採血はうまくない人が多く、だからといって、そのことに負い目は感じてないふうでした。

ところが、精神科医になって１ヶ月もしないうちに、「身体的アプローチがうまくならなくて、本当にいい精神科医療ができるのか」などと生意気にも考えるようになりました。精神科医にとり言語的アプローチはいうまでもなく重要なこと。しかし、非言語的アプローチがなくては深まらない関係性もあると予感したのです。注射は、医師にとって一番基本的な身体的アプローチ。まずこれから習熟を図ろうと思い、外来の主任看護師に「できる限りの採血をさせて欲しい。呼ばれたらすぐ行きますから」と話し、了承を受けた。これについて、元々注射に熱心ではない同僚からは歓迎され、私に採血の仕事を回してくれました。元来不器用な私は、当初失敗ばかりで、患者さんにも看護師にも迷惑をかけていましたが、忍耐強く受け止めていただける幸運もあり、しわじわですが精度が上がっていきました 。やがて、誰がやってもなかなか成功しない難しい患者さんからの採血でも成功するようになっていき、ようやく自信が持てるようになりました。

話を戻します。その日の最後に、一人の女性患者・Yさんのベッドサイドにやってきました。彼女は摂食障害で2年にも渡る入院生活を送っていた。初対面の私にも気さくに話しかけてくれ、にわかにはその病気の重さを察せられませんでした。腕をまくると、黒々とした脈が浮き出てきた。「一見採血しやすそうだけど、これが手強いのよ。注射針を刺そうとすると、くるりと脈が逃げちゃうの。初めてやって注射に成功した先生はこれまでにないのよ」と、なぜだか自嘲気味につぶやくのでした。そのとき、注射を成功させなくとも、彼女に責められることはなかったでしょう。しかし、彼女を深く失望させるような気がした。「何としても、一発で注射を決めなくては」と考えました。

結果は、成功でした。すると彼女の顔はパァーと明るくなり、「一回で成功させてくれた人は初めて」と言ってくれた。その一件から、彼女は私を少し信頼してくれるようになりました。ただ、私は彼女の担当医ではないので、長いカウンセリングを行うことなどはない。ただ、病棟で会えば挨拶をする、そのような関係でした。

それから数カ月経過したある日、私は当直医として夜間の病棟回診をしていました。そこで彼女に呼び止められた。「どうしても、先生に見てもらいたいものがある。それを見て欲しい」と。

回診が終了してから、彼女の元に行くと、彼女は私を女子トイレの入り口付近に案内します。彼女はトイレの洗面台に向き合っている。私はトイレの外。そこで「これが私のすべて。これまで誰にも見せたことはないけど、どうか見て欲しい」と言って、いきなり身体全体を波打つように震わせました。するとゴボンゴボンと異様な音。そして口のあたりからビシャーと吐物が噴水のように溢れました。手を口に入れることもなく！これを何度も繰り返す。内発的・律動的に嘔吐を継続するさまは、「人間ポンプ」さながらです。トイレの中は真っ暗ですが、窓の外の薄明をバックに、蠢く彼女が影絵のように映し出されて、まるで奇妙な夢を見ているかのよう。ひとしきり吐いた彼女は、よろよろとトイレの外に這い出て、すとんとへたり込みました。私はここでようやく我に返り、看護師を呼んで、彼女をベッドまで一緒に連れて行く。そのとき、何て声を掛けたか、自分でも覚えていない。

その後、当直室に帰り、しばらく天井を見つめながら考えていました。これまでに彼女とそれほど多くの言葉は交わしていませんが、当時の私にとって、取り扱いあぐねるような重いメッセージを託されたのだと感じました。担当医でもない私が、Y さんとこれ以上濃密に関わるべきでないとは思う。そんな私は、そもそも何をしてあげるべきだったのか、それとも何もすべきでなかったのか。このメッセージ、これからどう咀嚼してゆくべきなのか…。

それから何年もの月日が経ち、あのメッセージに私なりの意味づけが行われました。患者さんの信頼を受けることは難しいが、患者さんの人生の一端を引き受けることはもっと難しい。あの時、期せずして、患者さんの人生のとば口を覗く羽目になったが、当時の私はただ慄然とするだけで、それを受け止める度量がなかった。詰まるところ、「おまえに、患者さんの人生を受け止める覚悟ができているのか」と、問われた気がしてならない。

そして今、私は摂食障害治療の専門家になっている。

本書は、摂食障害・醜形恐怖症・自己臭恐怖症など、自己愛危機にさらされた女性達が、格闘・克服した過程を描いた記録書であり、伴走した精神科医から同様の悩みで苦しむ女性達（そして、治療に携わる方々）に捧げる指南書です。教科書的なことにはあまり触れていませんので、そのような記述を望まれる方は他書をご参照ください。ただ、本書にはあちこちに、苦しみ喘ぐなかからしか発せられないであろう本音の言葉・値千金の言葉が横溢している。あなたに自分の人生を受け止める覚悟があるなら、必ずやこころに響く言葉に出合えるでしょう。

人生はリレーです。かつてYさんから私が大切なバトンを受け取ったように、あなたも先輩たちからどうかこのバトンを受け取ってほしい。そこに「ありのままの自分が、存在することを許せるようになる」ヒントがあるはずです。

2018年8月

熊木徹夫

【おことわり】

2014年に出されたDSM-5において、従来の「拒食症」は完全に「神経性無食欲症」と呼び替えられています。これは本疾患において、“食を拒む”という患者の主体性が汲み取れない場合が数多く見られるからです。

例）「食べたいのに食べられない」と言いながら、摂取カロリー制限を行うような方向に向かう。
この際、摂取カロリー制限を行うことは、主体的に認識されているのか、そうでない（潜在意識がそうさせている）のか、患者本人も治療者も了解できない場合がままある。

このような事情は承知していますが、本書ではこれまでに呼び習わされてきた「拒食症」という名称を一貫して用いています。

あらかじめ、ご了承ください。

目次

第 2 章
自尊感情低落の深層

第１章
摂食障害、時代の諸相

摂食障害（神経性大食症および神経性無食欲症）治療のキモ
〜ただのダイエットでは済まない、あなたのために〜

はじめに

最近、あいち熊木クリニックにおいて、摂食障害（過食症・拒食症）の患者さんが増えてきています。

もともと私熊木が、思春期精神医学の専門で、これまでにかなり多くの摂食障害の患者さんに会ってきたこともその一因だと思いますが、実際に摂食障害の患者さん自体も増えて（あるいは、顕在化して）きているように感じます。

摂食障害は、たしかになかなか治療が難しい病気です。しかし、おのおのの患者さんの気質・病気の特質をつかみ、粘り強く関わっていくならば、かなりいいところまでゆける。

実際のところ、熊木は何に意識を差し向け、摂食障害の治療を行っているのか、そのキモの部分を述べていきます。

どのようにして拒食症になるのか

摂食障害になるのは、ほとんどの場合、若い女性です。（まれに年配の女性もおられますが、こういった方も発症は若い頃であることが圧倒的。また、きわめて少ないですが、男性の患者さんもおります。男性の

場合、比較的難治であることが多い印象）

発症のきっかけは、ほとんどの場合、ダイエットです。（ダイエットしても、摂食障害にならず、そのまま大人になっていく方が圧倒的に多いのですが）現代日本のやせ礼賛という時代の趨勢から、ダイエットというのは誰しも陥りやすいワナです。（日本の若い女性は、先進国の中では、ずば抜けて痩せすぎの人が多い、というデータもある）

ダイエットは最初のうち、本当にカジュアルに始められます。「同級生の女の子達もやっているから、私も…」といったような感じです。実際に、食事を我慢しやせていくと、回りの女の子から「かわいくなったじゃん」などと言われ、さらに自信が出てきて憧れの男子生徒に告白…などということがあれば、"痩せることの旨味"を知ってしまい、もう引き返せない、また太って昔の自分に戻るなんてイヤ、というようなことが出てくる。

そうこうするうちに、本格的な拒食症になってしまう。

拒食症の診断基準について、挙げておきます（細部は省略）。

＜診断基準（DSM-5）＞

A．必要量と比べてカロリー摂取を制限し，年齢，性別，成長曲線，身体的健康状態に対する有意に低い体重に至る。有意に低い体重とは，正常の下限を下回る体重で，子どもまたは青年の場合は，期待されている最低体重を下回ると定義される。

B．有意に低い体重であるにもかかわらず，体重増加または肥満になることに対する強い恐怖，または体重増加を妨げる持続した行動がある。

C．自分の体重または体型の体験の仕方における障害，自己評価に対する体重や体型の不相応な影響，または現在の低体重の深刻さに対する認識の持続的欠如。

（日本精神神経学会監修．DMS-5® 精神疾患の分類と診断の手引．東京：医学書院；2014.）

拒食症になった患者さんは、やせて体力がほとんど無くなっているにもかかわらず、かなり活動的な方が多いです。人によっては、何の痛痒も感じないことから、病識（自分は病気だという認識）が持てないことも少なくない。(やせている今が、ベストの状態だと思っているわけですからね)

拒食症の特徴

さて、拒食症のまま変化せず留まる方には、いくつか特徴があります。

❶粘り強い、こだわりも強い

思い込んだら、てこでも動かない頑固さがある。

❷ボディイメージの障害

本当は同世代の標準偏差で、明らかにやせの領域にあるのに、また他人からも「やせすぎ」と言われるにもかかわらず、自分はまだ贅肉があるのでそれを取り除きたいなどと本気で思っている。

❸身体感覚が鈍い

体が“か細い声”で、「苦しいよう、これ以上いじめないでよう」とささやいている場合でも、それを感受することができない、あるいは意図的に無視する。自分の体は自分がどのように酷使しようと構わないと考えている。実際、痛みなど感じにくくなり、通常なら激痛で失神しそうなほどの癌が初期の頃に見つけられず、手遅れになる場合があるくらい。また、カロリー・体重など数字による指標のみ偏重しデジタル的思考しかできなくなるのも、身体感覚がよく分からないからに他なりません。こうなると、まるで身体というロボットを操縦しているような感覚です。

❹自尊感情が低い

「どうせ私なんか生きていてもしょうがない」という方がいる。そのような患者さんは、人生に対し投げ遣りな雰囲気を漂わせています。自暴自棄になると、自罰的になり、自傷行為に走ることもある。

❺成熟拒否

摂食障害は、思春期に発症することがきわめて多い。第二次性徴期を迎えた女性は、からだがあまりに変わっていくので、どうしても戸惑いや不安の連続になってしまいます。通常なら、つまづきうろたえながらも、次第に大人の女性になっていくのですが、それに反し、自分の成熟過程を激しく否認する人々がおります。拒食症の女性がそれに当てはまる。彼女らは、実年齢より幼く見えることが多いのです。

❻母との葛藤

幼少期からの養育環境に問題がある方が少なくない。特に母に対して、アンビバレントな感情（大好きだけど大嫌い。母に激しく反抗する一方で、いずれは母に認めてもらいたいと思い続けているなど）を秘めている方が多い印象です。

＜過食嘔吐サイクル＞の完成

あまり知られていませんが、拒食症は時に死に至る怖い病気です。拒食がゆきすぎて、摂食・摂水が全くできなくなり、栄養失調、きわめてまれではありますが、餓死するケースもあります。また、胃腸など臓器の廃用性萎縮が起こりえる。体内の脂肪がほとんど吐き出されたら、聖域として安全に守られているはずの脳からも容赦なく脂肪が吐き出され（脳の構成要素のかなりの部分は、脂肪です）、脳萎縮など不可逆的病変が引き起こされる場合もある。

拒食症が拒食症のまま推移することもありますが、一日中襲い来る食欲の嵐に耐えかねて、突如過食に転じることが少なくありません。頭は食べ物に支配された状態なので、一度食べ出すと容易に止まらない。こうやって体重が下がっていった後、底を打って再度急増化することを、世間では“リバウンド”と呼んでいます。こうやって過食症へと変貌を遂げていく。

上記からも分かるように、過食症は最初から過食なわけではありません。ダイエットに強い関心を持ち、迫り来る食べ物の誘惑に抗い続けるという意味においては、拒食症も過食症も同じで、ただ対処行動が違ってしまったというだけですね。

ひとたび過食を行う癖をつけてしまうと、みるみる太っていきます。「食べてはいけないのに、どんどん食べてしまう。食べながらボロボロ泣いている」と話してくれる人もいる。そうこうしているうちに、ある時、あまりの過食に胃腸が耐えかねてか、吐き戻してしまいます（自然嘔吐）。突っ込んだ指が“喉チンコ”（口蓋垂といいます）にあたり、それで吐き戻すこともある（誘発嘔吐）。いずれにせよ、一旦嘔吐を覚えてしまうと、“いくら食べてもすぐにリセットできる魔法”として、嘔吐が癖付いてしまいます。いくら食べても、太らず理想の体型を維持できるのだから、こんな便利なことはない。こうやって＜過食嘔吐サイクル＞が完成します。

この＜過食嘔吐サイクル＞から抜け出るのはかなり困難です。一日中、食べまくること、そして吐くことに頭が支配されてしまう。夜、家族が寝静まった頃、コンビニで買い集めた菓子パン・スナック・揚げ物など、日頃決して食べないようにと抑圧してきたものを、一心不乱にむさぼり喰う。そしてこれ以上入らないところまでくると、一気に吐く。この喰って吐く過程は、恍惚状態になることさえあり、ひどいと覚えていないことさえあります。しかし、吐瀉物を見て我に返ることが多く、ひどい自己嫌悪にさいなまれる。毎日がこれの繰り返しです。（恥ずかしいことゆえ、家族にさえ隠そうとしてしまう。このような姿勢が、受診を遅らせ、慢性化させ、結果としてかなりひどい状態になってから臨床の場に現れることになるため、治療も困難なものとなる。さらにいうなら、家族もいない独り暮らしの方の場合、独りであること自体が過食嘔吐のリスクファクターだともいえます）

過食症の特徴

このようなことを続けていると、吐き戻すときに、利き手を口に突っ込むため、前歯が指に当たり、“はきだこ”が出来てきます。また吐き戻す際、強酸性の胃液が口まで上ってくるため、食道がただれ逆流性食道炎に、そして歯が胃酸に侵されボロボロになっていく。また血中電解質の異常など、体のバランスの崩れが起こってきます。平たく言うと、内臓全体に実年齢にそぐわない著しい老化が起こる。

さらにひどくなると、胃袋に食べ物が有る状態でも違和感があり、耐え難く、吐き戻してしまうようになる。これは大変なことです。

では以下に過食症の特徴をあげます。

まず先に拒食症の特徴としてあげた6項目のうち、（① 粘り強い、こだわりも強い）以外のすべてが当てはまります。それ以外のものを⑦～として、以下に列記します。

❼衝動性・解離性

毎日食べて吐くという行為は、振り返って見るなら、患者さん本人にとってきわめて不快な体験です。しかし、そこに没入している時には、スリリングでまるでジェットコースターに乗っているような恍惚状態をもたらす。日常生活でスリルを欲するタイプは、過食症になるケースが多いです。また恍惚状態は解離症状（主人格からの遊離）の一種とも取れる。そのため食べ吐きのプロセスをよく覚えていない人も少なくありません。

❽嘔吐のほかに下剤や浣腸、利尿剤の乱用

気づいたら、こういった薬物の依存になっているケースが少なくありません。人生も自分の身体も簡単にリセットできると思っている節がある。このように安直に薬にすがる患者さんには、精神科薬物についても大量服薬に及ぶ危険が大きく、主治医と患者さんとの間に薬に関する取り決めがキチンとなされていなくてはなりません。

❾過激な運動や絶食

このタイプの方は、過食の誘惑には抗えないまでも、その後は忍耐強く体重減少に結びつくことを行っていきます。先述した「排出型」過食症に比べ、強迫性強く、忍耐強く、そして衝動性はそれほど高くない。

拒食症の精神病理と似たところがあります。

過食症・拒食症治療のキモ

では治療はどうしていくべきなのか。

身体の不調が自覚されているなら、まず内科や小児科などで基本の検査を行っておくべきです。そこで西洋医学的に大きな異常が見出されなければ、そこからが精神科医の出番です。

拒食症も過食症も、嗜癖（アディクション）の一種と考えられている。嗜癖とは、平たく言うなら、“快感の伴う癖”のことです。これ以外にも、たくさんの嗜癖があります。それらは「〜依存（症）」と呼び習わされていることが多い。アルコール依存症、薬物依存症、パチンコ依存症などです。同じ嗜癖でも、アルコール依存症・パチンコ依存症より、拒食症・過食症の方がある意味治療が難しい。

前者は「一切〜をしてはいけない」と指導されますので、一切断ち切ればいいだけです。もちろん、これはこれで大変なのですが、目指すべき方向に迷いは生じない。

それに対し後者は、一切食べないなどという対処はできません（全く食べなければ死んでしまう）。毎度の食事で“ほど良い加減に”食べることが求められるのです。これは、身体感覚が鈍くて、自然な食欲の在り方が麻痺している拒食症・過食症患者さんに取っては、とても苦しく悩ましい日常です。おまけに、食べ物の誘惑はそこかしこにある。コンビニだって 24 時間開いています。

このような状況で、どのような心得を旨として、どのような治療を行っていけばいいのでしょうか。

❶別のより“無害な口唇的嗜癖”を代償とする

「えっ！何のことだかよく分かりません」そう言う方がいると思います。大丈夫！難しい話ではありません。

過食嘔吐というのは、口や喉という場所を食べ物や吐物が通り抜けていくことで起こる“口唇的満足”があるため、非常に止めにくい。しかし同じ嗜癖でも、有害な嗜癖からより無害な嗜癖に置き換えることを目指すなら、どうにもならないほど難しくはありません。私はこれを「禁煙パイポ理論」と呼んでいます。（昔一世を風靡した禁煙パイポ、あれは有害なタバコ依存（すなわちニコチン依存）から、より無害なパイポ依存（すなわちハッカ依存）に置き換えるというソフトランディングを目指したものでした。嗜癖は有害で不合理なものだからという理由で、いきなり取っ払うというハードランディングを目指す方がいるが、そういう根性主義のような無理をかけると、人間はその反動で必ず“リバウンド”を起こすようにできている）

具体的には、過食嘔吐のかわりに、ガムを噛むことを勧めます。ガムは公衆の面前で噛むと不真面目なものだと眉をひそめられるが、立派に精神安定作用があり、思考力も高めることが分かっている。ガムはとても有効な対策です。ただし、あまり多くガムを噛みすぎると、今度は糖分の取り込みすぎが問題になりますが。

他にも有効な手段があります。カラオケです。これは実は口唇的満足を与えるものとしては最強のものでしょう。私の経験では、過食症の人は、カラオケ好きであることが多いです。私は彼女たちに昼に“独りカラオケ”に行くこと勧めています。昼に行けば、安いので、経済的負担が大きくない。独りで行くのは、回りへの気遣いなど必要なく、存分に自分の好きな歌を歌いたいだけ、歌いたいように行えるからです。いうまでもないですが、歌は決してうまくなくて構わない。自分が気持ちよくなりさえすればそれでいい。ただ、遊び半分に行くのではなく、真剣に打ち込んで歌に没頭するようにしなくてはなりません。それは過食嘔吐への囚われの代わりになるものでなくてはならないからです。歌を歌っている時は、過食嘔吐に向き合う情念が吹き飛んでしまう、そうでなくてはなりません。

❷漢方治療

情緒不安定が慢性的にあるとき、月経前に症状の増悪がみられるとき、水の摂りすぎで“水毒”を呈しているときなど、さまざまな場面で漢方処方が役立つ場合があります。身体のアンバランスさを健康な状況に向けて補正するのに大きな役目を果たします。

❸精神科薬物治療

漢方も有効であることは多いですが、過食症・拒食症については、そもそも認知の歪みが大きくなっているケースが多く、そこに働きかけるために、精神科薬物（西洋薬）が欠かせません。衝動性・解離性については感情調整薬を、強迫性についてはSSRIなどを用います（SSRIは、食べ物で頭が支配される「思考のインフレ」を解き、思考の悪循環そのものも断ち切る役目を果たす）。精神科薬物については副作用を怖がる方が多いのですが、慎重に慎重を重ねていくなら、大きなリスクではなくベネフィットを引き出していくことが可能です。

❹カウンセリング（精神療法）

もちろん、薬物療法はかなり有効なものですが、十分でない場合も少なくありません。

そうした場合、精神療法の併用もお勧めしています。

繰り返しになりますが、過食症・拒食症の多くの人に当てはまること、それは身体感覚が鈍いこと、そして目先の体重の増減・見かけの美醜にのみ意識が向いてしまうこと。私は彼女たちに言います。「実は、治療の最終目標は食べ吐きの終結ではない。自分のありのままを認められるようになること。“必ずしも人の役にたたなくても、とりあえず生きていてもいい”と自分を許せるようになること。これまでさんざんあなたの我が儘につきあってきてくれた身体に、生かしてもらってきた事実に気づき、感謝できるようになること。それらが果たされたとき、結果として過食症・拒食症は雲散霧消しているはずなのです」

“美の競演”のうちに潜む摂食障害

オリンピック競技の中には、「美の競演」と形容されるスポーツ競技があります。それは、フィギュアスケート、シンクロナイズドスイミング、新体操といったものです。これらは、技術点と芸術点の総合で評価されますが、芸術点の評価が、技術点に負けず劣らず大きいのが特色です。

ではこの芸術点の基準となる「美」はどのようなものか。

美の基準は、技術点の大きな評価材料となる“速さ”や“強さ”などと違い、絶対的なものはなく、おそらく評価者の内規によるものと考えられます。では、評価者の内規はどこに由来するのか。それはもちろん、競技全体で醸し出されてきた美のスタンダードが踏まえられたものでしょうが、評価者の趣味・趣向も含まれているに違いありません。その趣味・趣向は、評価者の人生観・価値観を投影したものでしょうし、また時代のモードを踏まえたものでもありましょう。さらには、競技者は常に新たな美の形を表現しようとしのぎを削っているわけですから、極限の演技における新たな美の導入が、評価者の美観をドラスティックに書き換える契機となるだろうとも推察されます。いずれにせよ、美に絶対的な基準はない。

その仮想的な“究極の美”をめざして、競技者は研鑽を積み、指導者（監督・コーチ）はゲキを飛ばす。一般に、その美の基準には容姿が含み込まれないとされていますが、それは果たしてどうでしょうか。容姿の美醜・それに対する好悪の感情を禁じて、競技の“質的な美”のみを判定するというなら、それはむしろかなり不自然なことですし、断じてそうだと言い張るなら、それは一種の欺瞞だともいえます。

このような“究極の美”を目指すプロセスで、大きな“落とし穴”があります。それは摂食障害（拒食症・過食症）という病です。

現代における女性美は、「スリムであること（やせすぎで、手足が長く見えること)」と言い換えてそう間違いはないでしょう。それはTV・雑誌など各種メディアのなかで、「これでもか」と言うくらいに分かりやすく示されています。手足を伸ばすことはできないので、もともと手足が長くない子は、そもそもオリンピック選手候補になることすら難しいでしょう。ゆえに、もともと手足が長いという“資質”を備えた子を集め、英才教育を行うのです。技術点を上げるためには、日々研鑽し練習に励めばいいということは明白です。しかし、美の研鑽は難しい。誰にでも分かる美を指向するなら、まずやせることが重要になってきます。そのため、指導者も熱心さのあまり、競技者に対し「やせよ」という有形無形の圧力をかけることになる。そして、その指導者の期待に応えんとして、また1点でも多く芸術点を得ようとして、競技者自身も躍起になる。そこで無理なダイエットが始まり、やがてリバウンドを起こす。過食するだけでは体重が激しく増加していく一方ですから、いつしか嘔吐を覚え、挙句、フラストレーションから大量に食べて吐き戻すことを繰り返すようになる。こうして、過食嘔吐（過食症）の完成です。

この状況を見るに見かねて、その子の両親が「どうにかならぬものか」と指導者に哀願する。すると指導者は、自分がその子の“素行不良”の責任をかぶせられたという被害感からか、はたまた自分の思い通りにならぬ“不肖の弟子”を不甲斐なく思うからか、「過食症になるなんて恥ずかしいこと。自己管理がうまくできなくては一流選手になれない」「過食症をキチンと治すまで、私の前に現れるな」などと言ったりするのです。これまで“美を指向せよ”とハッパをかけてきた指導者の云いに従い、忠実に競技に取り組んできた競技者は、ここで「はしごを外される」。やせなければ競技を続けていけない、でもその結果、やせすぎたり過食嘔吐に陥るなら、そっぽを向かれてしまう。これを「ダブルバインド（二重拘束）」と呼びます。

このような状況に追い詰められ、わらにもすがる思いで、私の前に姿を現した競技者は枚挙にいとまがありません。彼女が身を挺して研鑽してきたその競技から、むりやり彼女を引きはがすことは、まったく容易ではありません。ひとまずは活動休止を促し、そこで冷静になったところで、彼女をダブルバインドに追い込み、心身に破滅的ダメージをもたらした競技にまた復活するべきか否か、よく考えてもらいます。最終的に引退せざるをえなくなる場合でも、人生の次のステップへ進むためには、その競技に対し「落とし前」をつけておく必要がある。

奇跡的に引退せず、競技を続行できることもあります。それはそれでとても立派なことですが、光のまったく当たらないところで競技を途中断念せざるをえなくなり、ひっそりとキャリアを終えた競技者があまた居ることを、みなさんにも知っておいていただきたいと思うのです。

(※これは、あいち熊木クリニックに受診希望してきた競技者たちにおおむね共通する部分を抽出した記載です。もちろんこのような無理解な指導者ばかりではないでしょうが、実際にはこのようなケースがことのほか多いのです。もちろん、指導者は指導者で、競技全体という大きな構造の"犠牲者"であるともいえます)

依存症治療はもはや、「対高度資本主義社会」の様相を呈している

「アルコール依存症は、産業革命以降の産物」と言ったのは、確か、精神科医なだいなだであったように記憶しています。というのも、酒というものは元々自然が長時間かけて世にもたらす高価なものであり、一般人が日々の生活でそうそう口にできる物ではなかった。産業革命により、アルコールが工場で大量生産されるようになってから、一般人の日常生活に入り込むようになり、歯止めがかからなくなりました。そこで昼間からでも、アルコールに耽溺する人が発生してきたというのです。さらにいうなら、資本者側の思惑もそこに絡んでくる。酒を作る資本家や飲食業界では儲けを生むために、意図的にアルコール漬けの人々を作り出そうとする。そのためバンバンTVのCMが打たれたりするのです。

また他ならぬ工場勤めの労働者も、映画「モダン・タイムズ」で揶揄されたように、機械やシステムの一部となり、そのため人間的な独自判断や逡巡が許されなくなる。その憂さを晴らすため、勤務を追えると酒場に繰り出し、くだを巻く。実はこれも資本家にとっては織り込み済みの行動であるのかもしれません。

このような事情は、何もアルコール依存症に限ったことではありません。例えば、パチンコ（スロット）依存症。A県にある有名な企業城下町では、大きな工場の出入り口付近に、必ず巨大パチンコ店がある。さらにはその横に、消費者金融のショップがひしめいている。工場から出てきた労働者は、手近な遊興施設として、これらのパチンコ店に入り浸ります。そもそも、先輩・同輩にもパチンコを趣味とする者が圧倒的に多い。このような環境では、パチンコをしないことの方がむしろ難しいでしょう（あいち熊木クリニックおよびギャンブル依存症研究所に来ているパチンコ（スロット）依存症患者さんも、この付近に住む人が非常に多い）。実はこの町、日本一のパチンコ店密度を誇る。この町出自のある大手パチンコ店は、この町を代表する企業が取り組んでいるモータースポーツに協賛し多額の出資も行っている。すなわち、パチンコ（スロット）依存症者は何も偶然生まれたものではなく、大きな資本システムの一環を成しているのです。

そもそも高度資本主義は、資本家がすでに満ち足りた環境にある一般消費者の欲望を喚起し、大量消費を引き起こすことで成り立っています。日々のTV・CMにおいて、目新しい商品が怒濤のごとく押し出されてくる。あまりの新商品の数々に、目眩がしそう。そのなかで、一般消費者は、ほんのごく一部気に止まった商品を店で手に取り（あるいは、インターネット検索をし）、ためらいながら購入に踏み切るのです。ゆえに、自社商品が認知されて、新規顧客を作り出すまでに、どの会社も気が遠くなるほどの巨費を投じている。そんな状況で、資本家にとり一番望ましいこと、それは“ひいき客”を作り出すことです。彼らは、一度ひいきにした商品は、宣伝によらずとも、繰り返し購入する。しかし、もっと有効に消費者を商品に惹きつけておく手段があるのです。それは“●●（商品・サービス）の依存症にすること”。「●●なしでは生きていけない」という消費者がたくさん生じる状況は、資本家にとりきわめて魅惑的な状況であり、一方消費者側にとってはひどい悪夢です。このような構造は、もちろんおおっぴらにはされませんが、“マイルドな依存環境”の構築は着々と進められています。

コンビニエンス・ストア。確かに“便利な店”です。日本発祥のこの“現代のよろず屋”のチェーンは、いまや社会のインフラであるかのように、日本中くまなく張り巡らされています。おまけに、おおむね年中無休24時間開店、ときている。この便利さに背を向けることは、もはやかなり難しいことになってきています。まるで誘蛾灯のように、人々はコンビニに吸い寄せられ、なぜか“もう一つの家”に戻ってきたかのように、そこで和むことさえある。

摂食障害といわれる精神疾患、そのなかに過食症があります。もともとダイエットに端を発し、そのダイエットが行き過ぎて、遂には堰を切ったようにリバウンドが起こる。猛烈な過食が止まらなくなり、やがては体重増加を抑止するため、誘発嘔吐（一般的には、手を口に突っ込んで吐く）を行うようになる。そして過食嘔吐の繰り返し。それが延々続く。すなわちこれは、過食や嘔吐といった食行動の依存症ともいえます。主に若い女性に見られますが、彼女たちがあちこちでコンビニを目にすることは、まるで地獄からの誘いを受けているようなものでしょう。そこにいけば、彼女たちが決して口にしないと心に決めているものの喉から手が出るほど渇望しているポテトチップスやフライドチキンが山のように盛られている。それもかなり安価で。四六時中。コンビニが過食症の原因とまではいわないが、過食症の引き金、または促進因子の役割を果たしているのは間違いありません。

このように、資本家にとり依存症者は“上顧客”です。それだから、資本主義があたりまえの現代日本では、依存症者の発生が後を絶たない。最近、われわれ精神科医をとりわけ悩ませているのは、スマートフォン（スマホ）依存症、インターネットゲーム依存症です。ユビキタス（遍在）社会は遂にここまで来ました。対象は、老若男女問わず。今の時代は誰もが、いつでもどこでもあらゆる情報にアクセスできるスマホという夢のツールが持ち歩ける。仮に日常社会に背を向けて、自室に引きこもっても、スマホは唯一の社会への窓口となり、どんな欲望にも応えてくれるのです。

これは、高度資本主義を達成するための究極のプラットフォームです。またスマホは、実社会とは別の“裏コミュニケーション・ツール”として機能しているため、そう簡単に追放することはかなわない。それゆえに“スマホ断ち”を患者さんに強いることはきわめて難しいのです。ギャンブル依存症ならば、行き着く先が破産なので、それに巻き込まれることを避けたい一族郎党から強いブレーキがかけられることも期待できるし、患者さん自身も自重する可能性があるが、スマホだとそうはいかない。患者さん・家族にもスマホを追放するための強いモチベーションが働かない。ギャンブル依存症治療に長らく従事する私とて、現在のところ、スマホ依存症の妙案は浮かばない。依存症治療をゲームになぞらえるなら、これは“ラスボス（戦闘ゲームの最後に出てくる、簡単に倒れない敵キャラクターのこと）”なのかもしれません。

このように、依存症治療は「対高度資本主義社会」の様相を呈しています。もとはといえば、依存症に陥る個人は自尊感情の低落を抱えていることが多く、その“こころのスキマ”に忍び寄る数々の誘惑に抗しきれません。近頃は、社会全体で「自己責任」という言葉がよく使われ、自己管理の甘さが指弾されるようになってきているため、このような“社会的弱者”は肩をすぼめて生きるしかない。しかし時には、依存症者が産み落とされるメカニズムをマクロの視点から見る必要があり、それを指摘し、政治的にも構造の変革を考慮する必要があるのです。日頃、小さな精神科診察室で、引きも切らず訪れる依存症者たちに対峙していると、ため息をつきながら、痛切に感じることです。

克服・治療体験記　1-1

「摂食障害には“ありがとう”と言ってきっぱりお別れしよう」

ゆうまる さん（仮名）
治療開始年齢：19 歳

私の摂食障害の始まりは、高校 3 年生になる少し前の 2 月。部活を引退して少し太ってしまった 3 キロを減らすために、ダイエットを始めたのがきっかけだった。

今までもダイエットはしたことがあったが、大して続かずに終わっていた。甘いものとパンが大好きなのに、痩せたいというのが口癖だった私は、部活では「痩せたいキャラ」。これまでの私は特に太っているわけでも、かといって細いわけでもない体型で、足が太いのがコンプレックスだった。

2 月に始めたダイエットでは、とにかく SNS で情報入手をした。通学中の電車では、ツイッターでみんなのダイエット食を検索し、ネット記事でカロリーや運動について調べ尽くす。元々ハマりやすい性格だったが、今回のダイエットは特にのめり込んだ。

まず、食事を減らした。母に頼んで夜ご飯を減らし、夜にお米を食べないようにした（元々うちでは、夜にお米をあまり食べていない）。お弁当のサイズも、二段弁当から小さくした。フルーツを入れるような片手に乗る小さな容器におかずを入れてもらい、これも子供の片手に乗るくらいの小さなおにぎりを昼ご飯にしていた。この頃は、1 日で 1,000～1,200kcal に抑えようとしていたと思う。

帰り道に買うおやつもやめた。帰り道には、細くて可愛い子の写真を眺め、最寄駅から家まで重い荷物を持って 50 分かけて早歩きで帰ることも増えた。夜には、軽いが欠かさず毎日筋トレをした。毎日体重計に

JCOPY 498-22908

乗り、順調に減っていく体重にうきうきした。

そうして4月、私は受験生となり、ここから2年間、摂食と受験の二重の苦しみを味わうことになる。この頃、すでに当初目標にしていた3キロの減量はあっけなく達成していた。しかし細くなっていくコンプレックスだった足、鋭くなる顎、どんどん楽しくなっていった私は、このままダイエットを続けようと思った。

母には「あんた拒食症になるよ」と言われたが、食べることが大好きで飽き性の私が、拒食症になるはずなんかないと思っていた。また少ないご飯でも、大好きな甘いものをやめていても、この頃は食べたいという苦痛をあまり感じていなかったのも大きい。そんなに苦痛ではないから、この生活のままできるところまで減らして止まったらキープしよう、と軽く考えていたのだ。

しかし、自覚ないまま確実に、私のダイエットはエスカレートしていった。まず、前日より100gでも増えているのが許せない。朝に必ず体重計に乗るのだが、昨日より食べていないのに増えるのはおかしい、と一日中不快でたまらない。そんな日は、もっと食事を減らさなければと考えた。

授業中に考えることも、ダイエットのことばかりだった。ノートの欄外には、繰り返しその日のカロリーを計算した。BMIの計算も何度もした。

一方で受験生だった私は、勉強もそれなりに頑張っていた。特に大きな理由もなく、憧れで志望校はK大法学部。毎日学校帰りに塾へ寄って、夜9時まで勉強する日々が続いた。これをきっかけに、夜ご飯は塾の隣のコンビニで買って食べるようになった。家とは違い、カロリー表示のあるものばかり。自習中もお腹が鳴り続け、今日は何を食べようか、それならカロリーはどうなるのかばかり考えていた。買うものはサラダだけだったり、塩おにぎりが一個だけだったりした。ひどい時は、ゆでたまごしか食べなかった。朝ごはんだけはしっかり食べようと思っていた私は（しっかりといっても少なめ）、帰宅してどんなにお腹が空いても、翌日の朝ごはんが楽しみなのと勉強疲れで、何も口にせず眠った。

こんな生活は今では考えられないが、そこまで苦痛なわけではなかった。むしろ、どんどん減っていく体重や、自己管理できている達成感でとても楽しかった。夏には、約10kg減っていた。

友達から「痩せたよね？」とラインが来たり、体育の度に足が細くなっている、と言われた。授業中はお尻の骨が椅子に当たって痛かったが、それすらも快感だった。スカートは、ベルトで締め上げなければずり落ちてくるようになった。足の太さを、手で掴んで毎日確かめた。今まで避けていた足を出すファッションができるのが、嬉しかった。その全ての変化がたまらなかった。夏休みもこの調子で過ごし、塾にこもる生活を続けた。

秋が見え始めた頃、当時の体重に満足していないわけではなかったが、前日より増えるのがひどく怖く、これ以上増やさないようにと必死になったら、体重はどんどん減った。

そんな①**10月のある日、授業中にこのあと塾で何を勉強しようか考えていた。受験まで日がない。いつまでに何を終わらせなければならないのか、そんなことを考えていた時に、私は壊れたと思う。**

この日のことを、よく覚えている。

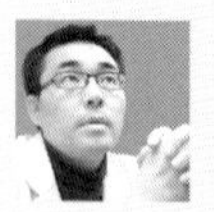

①“壊れた”という表現は、言い得て妙だと思います。それまで何とか持ちこたえていた日常が、ガタガタと崩れ去っていくさまがよく伺えます。このように、壊れる感覚を“瞬間”として認識している人が、非常に多い。とても臨場感のある描写です。(Dr. 熊木)

塾帰りに駅まで迎えに来てくれた母親の車で、私はほとんど言葉を発せなかった。焦りと不安で押しつぶされそうになり、その日から私は明らかに口数が減り、笑わなくなった。ここから私の生活の中心であった

JCOPY 498-22908

ダイエットと受験勉強は、支えを失ったようにガタガタと崩れ始めた。

まず、なかなか勉強に集中できなくなった。今私が車に 10 分乗っている間に、みんなは何個英単語を覚えただろうか？　私は通学時間が長いんだから、みんなよりもっと勉強時間を増やさなければいけない。お風呂はもっと急がなくては。みんなが勉強している。**②常に私の中には架空の「みんな」がいた。**

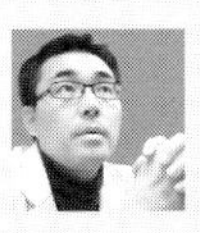

②“架空のみんな”に振り回されている人が、どれほど多いことか。摂食障害になる人は、このように「みんな」が行動規範となっています。最初のうちは、「みんな」が具体的な友人の女の子たちを指している。しかしそのうち、漠然とした顔のない女の子たちを思い描くようになる。やがて、その抽象的な「みんな」のイメージに苛まれるようになります。

進学校だったので、周りも休み時間を返上して勉強に向かっていて、焦りがあったのだと思うが、この頃の焦燥感は異常だったと思う。だんだん集中できなくなり、家で 1 時間泣き続けたこともよくある。

立ち尽くして動けなくなり、母がいつも抱きしめてくれた。

ダイエットもうまくいかなくなった。塾では相変わらず細々と食べていたが、家に帰ったあと夕飯の残り物に口をつけるようになった。大した量ではない。

それでも、必死に食欲と体重をコントロールしていた私には、一大事だった。「食べ過ぎた」と口癖のように繰り返しながら、泣きながらおかずを食べた。どんなに遅い時間でも、母が「これくらい大丈夫よ」と食べるのを見ていてくれた。私が食べても罪悪感を感じにくいものを、毎日作って待っていてくれた。それをわかっていながら、私は食べすぎだと泣いてご飯を食べた。

そしてだんだん私は、過食に移行していった。最初は大した量ではなく、むしろ人並みの量と比べたらだいぶ少なかったと思う。それでも、私には耐えられなかった。身体中に肉がまとわりついてるようで、気持ちが悪かった。泣き続ける私を抱きしめようとする母親を、こんな気持ち悪い太った体を触らないで、と振り払った。

塾に行っても少しだけ、と甘いものを買って食べてしまう。止まらなくなり、勉強どころではなくなって、家に帰って泣く。それでもやはり、勉強できずに泣くことしかできない。夜ご飯を食べたあとも、お菓子が止まらない。悔しくて、自分の体が気持ち悪くて、部屋中の参考書を破って投げた。

「死にたい」と思うようになった。常に死にたかった。駅のホームでは、これに轢かれてしまえば…と電車を眺めるようになった。

こうして家族も壊れていった。怒らない温厚な父が怒鳴るようになり、母も一緒に死のうと言ったりした（こうすると私が「お母さん死なないで」と我に帰るのを知っていたからだが）。

毎日泣き叫んで、部屋をめちゃめちゃにした。

今まで頑張ってきたダイエットも勉強も、全てが水の泡だと感じた。授業では座って1時間耐えるだけで、精一杯になった。11月には第2回K大模試があったが、這うようにしてなんとか受けた（あとからこの時の結果がB判定だとわかり、今までの努力は無駄ではなかったかもしれない、と親子で泣いた）。

ところで、私の支えであったのは、ツイッターで摂食障害の仲間と知り合えたことだった。周りには言いづらい自分の症状や気持ちを、包み隠さず言える。誰よりも理解してもらえる。しかし一方で、過食嘔吐の症状を持つ方のツイートも、目にするようになった。指吐き、チューブ、吸収、底…。

私も自然と「吐きたい」と思うようになった。吐くのは怖かったが、太るよりマシだと思った。食べ過ぎて「吐きたい」と泣き叫ぶと、母は「吐いてきなさい」と言った。それを察した父は、怒鳴った。母はなるべく私を理解しようと、たくさんの摂食障害に関する本やブログを読んでいた。そして「あれだけ、吐くのだけは戻れなくなるからやめて」と言っていた母が、「吐きたいなら吐きなさい」と言うようになったのだ。

父には内緒で、私は吐く努力を始めた。塾にもろくに行けず、近くにあるコンビニを3軒、カロリーを見ては戻してを繰り返して、何周もしたりした。そして、駅のトイレで喉に指を突っ込んだ。ろくに吐けなかったが、食べた後吐こうと何度も試した。

指にはうっすら、吐きダコが浮かんでいた。うまく吐けはしなかったが、吐くことを母に認めてもらったおかげで、私はほんの少しだけ気持ちが楽になった。悪いことだとはわかっている。

それでも八方塞がりだった状況に、小さな逃げ道ができたような気がした。

こうして私は、這うようにしてなんとかセンター試験を終えた。決して良い出来ではなかったが、自分の置かれた状況の割には、まだ良い結果だった。

悩んだが、K大に出願した。

この頃から母の勧めで、ある精神科クリニックに通い始める。病院での診察やカウンセリング、家族の協力もあって、少しだけ態勢を持ち直した私達家族は、K大の二次試験に向けて気持ちを整えようとした。

少しだけ、勉強に向かえない自分を認めることができるようになった。正確には決して認められなかったが、「摂食障害とうつ症状があるのだから仕方ない」と思い込もうとしたのだと思う。

学校はといえば、センターが終わって授業数が減っても、最後まで受けられないことがよくあった。担任の先生の理解もあって（母が先生にどのように話したのかは知らない）、2時間だけ受けて帰ることもあった。

帰り道に、過食用のパンを買ったりした。ダメなことだとわかっていながら、食べながら歩いて帰ることもあった。そしてまた、家で過食をした。そして、トイレで吐いた。

だんだんうまく吐けるようになっていた。

疲れて眠り、起きると少しだけ勉強した。この頃から、とても長時間寝てしまうようになった。休みの日は、ベッドから動けない。眠り続け、起きた時には罪悪感で泣く。

3年間皆勤賞は目の前だったが、朝に学校に行く準備が終わっていても、過食衝動に耐えられず、悔しくて泣き続けて登校できない日も増えた。友達には「サボって家で勉強してるの?」と聞かれて悲しくなった。サボりたくなどない。それに家では、勉強どころではないのに。

こうして過食と嘔吐と長時間の睡眠、泣き続ける日々をなんとかやり過ごし、できる時に少しだけ勉強をしてK大を受験した。

結果は、もちろん不合格。

途中まであんなにうまくいってたのに、と何日も泣いたが、仕方なかった。あの勉強量で、受かるはずがなかったのだ。私の高校は進学校だが浪人率がとても高く、浪人に対する抵抗が少なかったことが、私の気持ちを少しばかり落ち着けた。

こうして、1年目の受験は終わった。

浪人生の前半は、やはり過食衝動と無気力、謎の強い睡魔との戦いだった。朝起きて過食欲、そこで塾に行けない日もあった。塾に行けても、行くまでの道のりで引き返すこともあれば、自習室に座っていられず、コンビニで食べ物を買って、駅のトイレで吐いたこともある。授業を受けて、自習することすらままならなかった。

お昼ご飯も、苦痛だった。同じK大文系志望の良い友達が3人できたが、一緒にお昼ご飯を食べたくても食べれなかった。朝ごはんを食べ過ぎたと言って、1人だけ食べなかったり、みんなの元を離れて、1人で少しだけ食べることもあった。

そして夜は決まって、過食嘔吐だった。したくなくても、ご飯やお菓子を詰めるようにして食べて、吐いた。美味しくはなかった。ただの作業だった。

しかし母は、私を何も責めずにいてくれた。

こうした一進一退の日々で、あいち熊木クリニックにおいてカウンセリングを受けるようになり、自分でも気づかなかった気持ちと向き合うようになった。

例えば、無意識のうちにプレッシャーを感じていたこと。

父は、私の１番の味方だ。私の受験に関して、たくさんの情報を教えてくれた。例年の合格点や、これからいかに数学の点を伸ばすか、合格したら宿はどこがふさわしいか…。私は、父の善意をとてもありがたく感じていた。それは間違いないが、どこかで怖かったのだ。合格しなければならない、父の喜ぶ顔が見たい、期待に応えたい。

また私は失望されることや、他人の評価があまりにも恐ろしかった。

常に完璧でいたい、と思っていた。毎日最低でも10時間は勉強しなければならない、と考えていた（志望校からして少ないくらいだが…）。そのせいか、自分を責めることで自分を保っていた部分がとても大きい、と思う。全然勉強していない、デブすぎる、こんな娘で両親が可哀想。そう責め続けていたが、その裏には「こんなはずじゃない、こんな自分でいてはいけない」という気持ちが隠れていた。おかしいかもしれないが、今の自分を認めないことで、理想でない自分を否定することで、なんとか自分を保っていたのだと思う。またこうした否定的な言葉を吐いた時、母は決まって私を励ましてくれた。みんなも休憩くらいするから大丈夫よ、今までの勉強の貯金があるじゃない、全然太ってなんか見えないよ。こうした言葉に救われていた部分も大きいのは、間違いない。

しかしカウンセリングで気がついたのは、私は自分の焦りや不安を受け止めて欲しかったのだ、ということ。母に励まされるたびに、少しの安心感と、理由のわからないモヤモヤが残った。それは、「あんたも勉強してるよ、太ってないよ、大丈夫」の言葉に対して、私が「そうじゃない、やばいのだ、焦っているのだ」と反論したくなるからだ。

難しい話だが、「そうだね、太ってるよね、勉強してないよね」と言って欲しいわけではないが、勉強できない焦りや、太っていく恐怖を「そうだね、怖いね」と理解して欲しかったのだろうということに、気づいたのだ。

父も母も優しかった、私に気を使っていた。

どこかで私も、両親に気を使っていた。

それに気がつくことができた、と思う。だんだん父も母も私も変わった、と感じる。父はK大のことを、私の前ではあまり話さなくなった。私がいい点を取っても、必要以上に褒めなくなった。母の言葉も、私の気持ちを受け止めるように「そうか、でも大丈夫よ」というだけのことが増えた。2人とも私が勉強できなくてもしていても、たくさん寝てしまっても、過食したいから少しだけ1人にしてと言っても、何も責めずにいてくれた。

私の気持ちは、少し楽になった。

こうした変化もあり、私自身も少しずつ変わった。まず母のお弁当を、みんなと一緒に食べられるようになってきた。過食衝動も、友達と話すことで、なんとかやり過ごせることが増えた。授業も、前よりしっかり聞けるようになった。これは、あの3人の友達の影響がとても大きいと思う。

自習もだんだん長時間できるようになり、秋頃には、塾の閉まる夜9時まで残って勉強できるようになった。これも、帰りの電車で同じ高校の人と話すのが楽しみで、頑張れた部分が大きい。周りの友達には、感謝しかない。

夜遅くまで頑張った日は、決まって夜に過食嘔吐をしたが、家族は何も言わなかった。浪人のほとんど毎日を、過食嘔吐で過ごしてきたが、これも冬頃から少しだけ頻度が減った。

たまに1日だけ、過食嘔吐なしの日ができるようになった。

③しかし、過食嘔吐することで気持ちが楽になることも、事実だった。

お腹がすっきりすると、勉強にも集中できた。よくないことだろうし、過食嘔吐が辛くて嫌で、毎日泣きながら食べていたことも事実だ。あんなこと、二度としたくない。

しかし、過食嘔吐が自分の支えであったことも間違いないのだ。これも、摂食障害の恐ろしいところかもしれない。

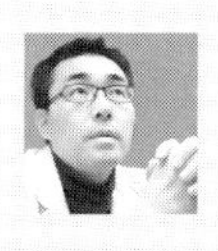

③摂食障害は「食行動依存」と呼び替えられることがあります。過食症の場合、過食・嘔吐または下剤乱用の依存があるということになる。過食症治療では、最終的にはこういった食行動依存自体が終息することが重要です。が、そこに至るプロセスで、過食や嘔吐が残存してしまうことがよくある。私自身は、治療過程で過食や嘔吐にすがることをそれほど問題視していません。ただ、こういう状況に本人が耐えられず治療から離脱してしまう危険も考えられるため、前もって説明しておく必要があるでしょう。

受験の結果としては、不合格だった。

4回のK大模試のうち3回も成績優秀者になれたのにとか、あの子が受かったのにどうして私はとか、性格の悪いことをたくさん考えて泣いたが、私の勉強量が足りないのは事実だったと思う。模試で何回か結果を残せたことと、最後の冬を自分なりに長時間勉強に集中して頑張れたと思えることと、最後にO大学文学部に合格できたことが、悔しくても前を向いてこれからを歩めるようにしてくれたと感じる。

今私は、O大学に通っている。たまに過食嘔吐をすることもあるし、拒食的考えに縛られることもある。しかし、食べたいと思った時にお菓子を買って食べるし、怖かった外食もできる。カロリー表示は見てしまうが、1日に何カロリーと計算することは減ったし、お腹いっぱいという感覚でごちそうさまができるようになった。摂食障害の人にとって、これがどれだけ難しいことかわかるだけに、当たり前が嬉しい。

もっとも、急にこんな風になれたわけではない。調子がいいと思ったら、急に過食衝動に悩まされたり、また波が大きく、今もその波の中にいると思う。それでもだんだん、摂食障害に頼らなくても良くなってきた。

私の場合は、もちろん痩せにこだわっていたけれど、勉強への執着、このストレスをどうにかしたくて摂食にすがっていた。けれど今は、そのストレスから解放されて、結構楽しい大学生活を送っている。大変だけどバイトも始めたし、サークルの友達も好きだ。最初は怖いけど、カロリーを気にするより、友達と美味しいご飯が食べたい。

こんな気持ちが大きくなることと、(吐かずに) 食べるという経験の少しずつの蓄積で、徐々に執拗な痩せへのこだわりを見ないようになってきたという感じ。痩せたい気持ちはいつもいるけれど、他の楽しいことに目を向けて、痩せたいあの頃の気持ちを騙してそっぽを向く感じ。拒食と嘔吐で栄養が足りない時は、思考もおかしかったと感じるから、栄養が摂れるようになったのも大きいかもしれない。

太るくらいなら治らなくてもいいや、と思えてしまえることが恐ろしい病気。でも私は、摂食障害を手放せて良かった。あの頃の勉強へのストレス、家族との関係、その行き場のない苦しさをある種支えてくれたのも、摂食障害であることは否定できない。吐くことや拒食に、すがって生きていた。

でも、今の私には必要なくなったのだ。たまに思い出して過食や拒食的行動はとってしまうことがあるけれど、**④摂食障害には“ありがとう”と言ってきっぱりお別れしよう。**

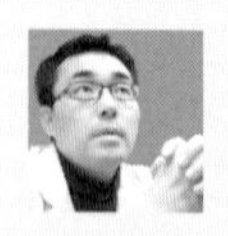

④摂食障害から早く離れ自由になりたいのに、その一方で摂食障害がまるで自分の心身の一部であるかのように、なかなか離れがたいということがあります。これは、1種のアンビバレンス（両価感情）ですね。私はこう考えます。摂食障害であった過去にさよならをするにせよ、摂食障害とくんずほぐれつした体験まで全

面的に否認する必要はない。そのような意識も、治療においては大切です。

最後に綺麗事を並べ立てたようになってしまったけれど、私の正直な気持ちです。

摂食障害とお別れするのは、とても難しい。

でもきっといつか、そこにしがみつかなくても生きていけるようになれる、と信じています。

■母親の治療体験記 ゆうまるさんの母

高校 3 年間、毎日娘を駅まで送迎していのですが、改札口に向かう娘の腕の細さにギョッとしたのが、私と娘の摂食障害のスタートでした。娘が高 3 の夏でした。

親になんでも良く話す子で、反抗期らしいこともなく、実に扱い易い子でした。勉強も自らよく頑張り、高校生活も充実しているようでした。

高 3 になる春頃から、ダイエットしていたのは聞いていたのですが、やりすぎではないか…と思ったのはこの時でした。

今でもあの時の娘の腕の細さとザワザワした気持ちは忘れることができません。

当時、娘は痩せたことで自信に溢れ、勉強も集中できる！　と喜んでいました。休みなく予備校に通い、熱心に受験勉強に打ち込んでいました。親としても受験生の娘のがんばりを安心して見守っていました。

反面、その頃から娘の強烈なこだわりが強く見え始めました。駅からの送迎を断り、遠い道のりを歩いて帰ってきたり、毎日のストレッチやマッサージを欠かしませんでした。食事についても「小さなお弁当箱にして」と頼んできたり、家族での外食なども嫌がりました。「家だと食べすぎるから」と、予備校近くのコンビニでサラダだけとか、高タンパク低カロリーを謳ったチキンやゆでたまごばかりを食べていたとのことでした。

もともと粘り強く、目標を決めたらそれを貫き通す頑固なところがあったこと、進学校での生活で「上には上がいる」、「自分が嫌い」という気持ちが膨らみ、痩せたら何かが変わるかもしれないとダイエットの情報を読み漁り、憧れの体重まではなんとしてでも落とすと決意していたようです。

娘に「少しダイエットにハマりすぎていないか」と声をかけると、「生理がもう数カ月来ていない」とあっけらかんと言いました。標準体重から 8 キロ落とし、危険水域は目の前でした。

私はあわてて娘を諭し、「とにかく生理が止まるダイエットなど異常だから、もう少し食べるように」と強く伝えました。ちょっと不満そうな顔をしていましたが、素直に聞き入れたように見えました。

しかし、娘は痩せに邁進し、次第に異常な行動が見られるようになったのは、その年の 11 月頃でした。食べた量を悔やみ、大きな声を出したり、体重計に乗っては、順調に減らなくなったことにパニックを起こすようになりました。生気のない顔で呆然と立ち尽くしていたり、しくしくと泣くこともありました。床にへたり込み泣いている娘を抱きしめ、何がこれから起きるのか、と恐怖を抱いたのを覚えています。

勉強疲れなのか、世にいう摂食障害なのか。その頃はまだ答えが出ず、リラックスできる環境を整えよう、と私なりに工夫をしました。しかし、娘の状態は日に日に悪くなっていきました。食事をとると顎を触り、足をさすり、「ヤバい、太った」と身体を揺らし、「最近勉強もできない！　なんで？　ねぇ！　なんで ??」と発狂しました。ある日には、今まで勉強した本やプリントを投げ、参考書などを蹴り飛ばし、椅子を投げ、怪我をしながら荒れまくった部屋で寝ていることもありました。真冬の夜に、黙ってふっと家からいなくなり、必死に探したこともありました。真っ暗な公園で娘を見た時は、娘に手を上げました。

⑤毎晩のように訪れる、娘の発狂。「死にたい」と、切実な顔で訴えます。

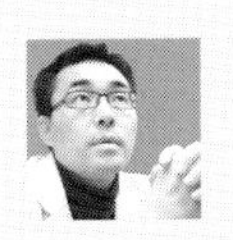

⑤もともと世話のかからない良い子だった娘を襲う、突然の発狂。仮に太ったとしても死ぬ事まで考える必要はないはずなのに、自分をまるで全否定するかのように「死にたい」と訴える娘を目の当たりにした、母のやるせなさ・絶望感が心に迫ってきます。悪魔に魂を取られたかのような娘を抱きすくめて、「もう一緒に死のうか」という思いが頭をよぎる、これは摂食障害治療における苦しみの極かもしれません。

夜が来るのが、本当に怖かったです。娘をなだめ、説き伏せてみたり。抱きしめ、共に泣いたり。「もう一緒に死のうか」という言葉を飲み込んで、ただこの夜が早く終わればいいのにと思いました。時には耐えきれずに娘を叱り飛ばしたり、私自身が暴れたりもしました。日に日に家族中が疲弊していき、娘思いの夫も声を荒げるようになりました。

冬になり、初めてのセンター試験が迫っていました。

親子共々この状況が普通ではないと思い、相当な焦りがありました。そこで、T市内にある心療内科に電話をしました。最初のクリニックです。先生の計らいで「診療時間外ですが来てください」と声をかけてくださったので、娘を説得し、半ば強制的にクリニックに連れて行きました。照明を半分落とした待合室で、先生と私と娘が話すこととなりました。

先生は嬉々として、大学の話をしてきました。摂食障害よりも、大学の話でした。娘の志望校にとても興味を持っていて、どの大学の質が良い悪いなどと高らかに話してきました。私は、うずくまるように椅子に腰をかけている娘の顔色ばかり、気にしていました。

摂食障害については、本に載っているかのようなことを一方的に話し

た後、

「摂食障害は厄介な病気」

「吐き出したら長くなる。治るかどうかはわからない」

と言われました。

先生が言うのだから、間違いないのではないか。助けを求めに来たのに、地獄に落とされたような気持ちになりました。

2人とも言葉少なに、クリニックを出ました。娘は「時間がもったいなかった」と、肩を落としていました。

12月には、3年間皆勤だった学校も休みがちになり、予備校にも行けなくなっていたので、動けず勉強もやれない娘を、抱きしめ眠るしかできませんでした。秋頃から症状は、拒食から過食に移り変わっており、毎晩食べては発狂して、そして「勉強がしたい」と泣いて眠っていきました。センター試験の前日も、娘は子どもの頃の写真を広げ、私との時間を過ごしていました。「センター試験、受けられないかもしれないな…」と思っていましたが、そんな中でも娘は力を振り絞り、センター試験を受けに出かけていきました。

センター試験が終わると、2番目のクリニックへ。知人にすがり付いて、教えてもらったところです。

そこは都市部の落ち着いたクリニックで、先生方も大学で働かれている方ばかりの高級感溢れるようなところでした。娘の担当になった先生は、摂食障害に理解を示してくれたものの、「大学に合格したら、そちらできちんと治療をしてください」と、ことある事に言いました。また処方されたSSRIで、悪夢と寝汗に苦しむようになっていました。すぐに適切な治療を開始し、二次試験を少しでも良い形で受けたいと願っていた親子にとって、腰掛けのような態度をとる先生に希望を見いだせなくなり、そのうちこのクリニックにも足が向かなくなり、薬もやめました。

そのころ娘は、「吐きたい」と訴えるようになっていました。それは、私の1番恐れている言葉でした。最初にすがったクリニックで、言われた言葉が傷のように残っていました。

…吐くと長くなる。

…治らない。

「なんとしてでも、吐くのは食い止めなければならない」と、私も意地になったように記憶しています。しかし娘は、家ではない場所で吐くことを始めていました。二次試験が近づく頃には、寝たきりの状態が続きましたが、気力を振り絞り、二次試験の地へ家族で向かうことができました。そしてなんとか、2日間を乗り切りました。普段、周到に準備をして試験に臨む娘からしたら、この状況での受験がどれだけ不安だったか、と私達も涙しました。

娘は…希望の大学へ入ることは叶いませんでした。

また1年、苦しい受験生をしなければいけない娘を不憫に思いましたが、この状態では1人暮らしはさせられないと思っていましたので、医療の力を借りて少しでも楽にしてやりたい、と強く願っていました。

私達はこれまでの通院で、

・摂食障害が医師にとってもかなり難しい病気であるということ
・治療に関して積極的でない医師が多いということ
・繊細さゆえにこの病気になった患者に対して、無知な言葉を投げてくる医師さえいること

に傷ついてきました。

医療機関だけではなく、私の知人や家族たちも、摂食障害を深く知る人はありませんでした。

それは私にも言えることで、娘が病気になったからこそ知ることばかりでした。親だけで解決するには、随分前から限界を感じていました。倒れなかったのが不思議なくらいです。

ですので、心安らげるクリニックに出会いたいと思いつつも、その願いが叶うことは奇跡に近いのかもしれない、と半ば諦めていたもの事実でした。なにより、私が娘を引っ張っていくのでなく、娘が通院したいと言った時がチャンスだ、と待っていました。

その日のために探し出したのが、摂食障害の治療を掲げているあいち熊木クリニックでした。娘には「いつでも、動ける準備をしておくからね。受診でもカウンセリングでもいいよ。気持ちが固まったら教えてね」とだけ、伝えていました。春になり、19歳の誕生日も過ぎたころ、「怠けてるだけなのに、行ってもいいのかな？」と返してきたので、「怠けならプロは見抜くだろうし、病気なら治してくれようとするんじゃない？」と伝えました。娘は「気の持ちよう、と言われたらどうしよう」と怖がっていましたが、あいち熊木クリニックのURLをLINEで送ると、その場で娘自身がフォームに診療の依頼をしたのです。とても嬉しかったことを記憶しています。人気があるクリニックのようにお見受けしたので、初診はいつになるかと気を揉みましたがその日はすぐにやってきました。

以下は、初診の日の私の日記です。

結論から言うと、今まで2つの精神科と比べても比較にならないくらいに良かったです。

娘も泣いてました。

私も泣くまいと思いつつ、泣きました。

今まで“頑張る私が素晴らしい”と思い続けてきた娘がいて、それができなくなったことで起こった、さまざまな心と身体の症状。いや、その前の「頑張る私」でいたころから始まっていた、心と身体の傷。

「ダイエットで発症したけれども、その前からずっとそうなるための無茶をしてきたということなんですよね」

口が重い娘をハッとさせるような、先生の厳しくも優しい言葉たち。精神科にはこれまで2つ行きましたが、初めて、まともに摂食障害の話をしたかもしれません。

先生はメモに、2つのことを書きました。たしか…

1. 身体症状の改善

⑥嘔吐をすることで、実は身体が悲鳴をあげてる。最初のうちは、身

体が悲鳴をあげていることに気づくことができる。が、その叫びを押さえ込んでいるうちに、身体は麻痺して悲鳴をあげなくなる。「身体の声がもう一度聞こえるようになりましょう！」

ということ。

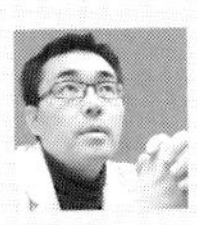

⑥摂食障害の罹病過程で麻痺させてしまった身体感覚を回復させる。これは、何においても重要なことです。痩せた太ったと一喜一憂している患者さん自らは、なかなかにこのことに気づくことができません。

体は、あなたを生かしてくれている命の器。

その命の器を、あなたの横暴で壊してはいけない。

体はもともと神様か仏様からの借り物であって、この世を去るときにきれいにしてお返ししなくてはならない。

これまであなたのわがままで痛めつけてきた自分の体に、もう少し労りと感謝の心を持たなくてはならない、と説くことも多いです。初めて身体感覚の話をすると、患者さんははっと我にかえったようになる。体中心の考えに置き換えられるだけでも、治療的には非常に大きな１歩となるのです。

2. 自尊心を上げる

⑦「“勉強できていない私は、クズだ”“痩せてない私は、人から愛されない”“親を悲しませている私は、生きている価値がない”と、条件付きの自分しかダメだと思い込んでいると思うけど、何もしない自分、寝ているだけの自分でもいいんだな、と思えるまでにしていきましょう」

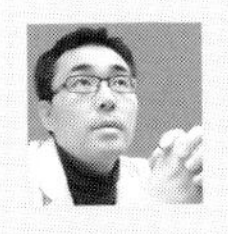

⑦自尊心を上げるといっても「私ってなんてかわいいんでしょう」と鏡の中でうっとりしている少女のようなナルシシズムとは違います。そのような肥大化した自己愛とは違っ

て、「ただご飯を食べて眠っているだけで、勉強も仕事も家事も何もしない自分がいたとしても、とりあえず私生きていてもいいよね」と思えるようになることが、1番重要なのです。すなわち「無条件に存在するだけの自分を許すことができる」こととも言い換えられる。この境地に至るのは簡単なことではありません。が、もしそこにたどり着くことができるなら、過食や嘔吐といった問題行動は氷解し、8割の問題が解決すると言っても過言ではありません。

この2つでした。

とくに2番目は大切で、これが上向きになれば摂食障害についても楽になる、とのことでした。

「頭に、

・食べる、

・痩せる

・吐く

このワードたちがいっぱいになっている今より、少しずつそのことを忘れる時間が多くなる。そうなればまた頑張れますよ」とのこと。

薬についても慎重で、

「バラマキはしません。あなたに合う薬をじっくり探します。薬だけではダメなので、精神療法（カウンセリング）もしましょうね。2は、カウンセリングでしかアップできませんから」

「順調に行くだけの人生が素晴らしいんじゃないです。あなたのように苦しんだ人は人の痛みがわかる心の美しい人になる」

「寄り道も大切なんです。今で良かったんですよ！」

とも。

話を聞いてる娘の目に、輝きが見えたような気がしました。最初の精神科で「厄介な病気だ」と言われたことを話したら、娘の問診を長い時間してくださった女性が、目を潤ませて娘を見ていたのも印象的でした。先生が書いた2つの治療目標メモを

「持って帰ってくださいね、どこかに貼っておくといいよ」と娘に渡していました。

後は、先生が執筆してるたーくさんのプリントを渡されて。

「読んでおいてね、全てが当てはまるものじゃないけど、わかるわかると思うものもあるから。親御さんも読んでください」

みたいなことも言ってました。

「何かご質問は？」と先生から問いかけられて、娘がボソボソっと、何かを小声で質問していました。私も「親として気をつけたほうがいいことはありますか？」と聞いてみました。

先生はパソコン越しに、私の顔を覗き込んで、

⑧「お母さんはたくさん努力してこられたでしょ？　今後も、親御さんにしかできないことをしてください」

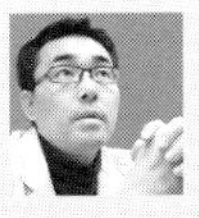

⑧ご両親、特にお母さんから、このようなご質問を受ける事は非常に多いのですが、これまで悩み苦しんでこられたお母さんにこれ以上注文することなどありません。患者さんご本人への関わりについては、むしろ私たち治療者よりもよくわかっておられることも多く、学ぶ点も少なくありません。ただ治療という観点からいえば、親は患者さんに近すぎて、客観視することが難しい。そこは、治療者である私たちが第三者的視点に立って関わりを持つことが望ましい、といえます。付け加えるなら、これは摂食障害に限ったことではありませんが、専門家といえど自分の妻子のような近親者に対して精神科的治療を行うのはきわめて難しいのです。

と、涙腺が緩むようなことを…。

「僕は医者の立場から支えます。これからがんばろうな。大学受けような」

そう言うと、先生が立ち上がって、娘に握手を求めてきたのです。

。・゜・(ノД`)・゜・。

うわぁぁんとは泣きませんが、感激して涙が溢れてしまいました。

こんな光景が診察室の中であるなんて。娘と先生は握手をし、診察を終えました。私は「ありがとうございます、ありがとうございます」と何度も頭を下げていました。希望を持ってもいいんだ、と思わせてもらえて、本当に嬉しかったんです。娘も辛い心情の中で、少しは嬉しかったんじゃないかな。そうだといいな。

「初診はあなたを知るためにたくさんの時間をとりましたが、次の再診からはたくさんの人を診ているので、5分くらいになるでしょう。初診後は、僕の代わりに女性の臨床心理士があなたとカウンセリングをし、精神療法を行います。じっくり取り組みましょう」

初めて「この先生なら信頼できる」と、親子共々思った瞬間でした。私達は、臨床心理士さんとのカウンセリング・先生の診察・投薬を柱としたあいち熊木クリニックで、治療を開始しました。

娘の状況は、浪人生という過酷な環境もあって、すぐに良くなる兆しは見えませんでした。それでも少し遠いあいち熊木クリニックの通院をやめなかったのは、先生の厳しく優しい言葉が、親である私も含めてとても支えになっていましたし、合う薬を慎重に考えて下さったことは、大切な期間を過ごす娘にとってありがたいご配慮だったからです。

臨床心理士さんが娘の言葉に耳を傾けてくださったこともあって、親には話せないことや、自身の思考の傾向というのでしょうか、新しい発見もしたとのことでした。「チームで病気に挑戦している」ように感じました。受験や模試が近づくと、浪人生の気持ちを汲んでくださり、通院のスケジュールにまでご配慮いただきました。なにより、先生と娘の握手は、何度見ても胸が熱くなりました。

もう1つ、熊木先生が徹底していることでいいな、と思うことがあります。「身体のことは内科へ、私は心を診ます」というスタンスです。

実に明快です。「もしも内科的な検査値や体重などだけを基準に診察が行われた時、その数値だけで患者の生活の善し悪しを決められる恐れがありますが、心を診る場所ではそれを重視しない」この考え方は、患者や親とって、心を休めることができました。

⑨実際に娘の吐くという行為や回数についても、先生はそこまで固執していませんでしたし、そのことで注意をされたりすることは一切ありませんでした。

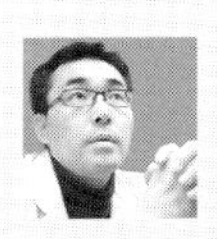

⑨治療の最初においてはもちろん、実際にどのような状況でどのように吐くのか、どのくらいの頻度で吐くのか尋ねています。が、いざ治療を開始したときには、もうそのことに言及することはそれほどない。というのも、摂食障害治療において食べ吐きというのは表層的な問題で、決して中核的な問題ではないからです。また吐くことに言及しすぎることで、患者さんを意識過剰にしてしまうという問題も回避したいためです。

最初の診療でもおっしゃっていたように、症状がなくなるのがベストですが、症状がありながらも頭に食べ物のことが浮かぶ事が減り、机に向かえるようになることを目指す。この考え方は、私達親の対応にも影響を与えてくださった、と思います。吐くことや回数、食べる量を悲観していた私達も、そこが問題の核心部分ではない、ということに気づくことができたのです。

夏には、娘の過食嘔吐を受け入れ、

「嘔吐をしたあとには気持ちがスッキリし、勉強が捗る」と言うので、毎日娘に過食のための充分な食べ物と、一人で気兼ねなく過食嘔吐出来る時間を与えました。その先に見えてくるものがきっとある、と信じました。親と子の自立のためのきっかけだったのではないか、と思います。

⑩過食を全面的に受け入れたこのやり方が正しかったかどうかは、今でもわかりません。しかし、我が家の場合、確実にそこから何かが変化

した、と言えると思うのです。

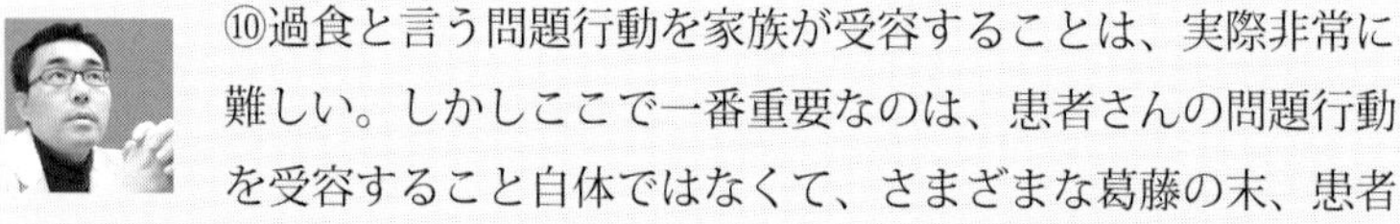

⑩過食と言う問題行動を家族が受容することは、実際非常に難しい。しかしここで一番重要なのは、患者さんの問題行動を受容すること自体ではなくて、さまざまな葛藤の末、患者さんの存在そのものを受容することです。「私を全面的に受け入れてもらえた」という安心から、初めて患者さん自身が変わっていくことができるのです。

先生が考えに考えてくれたスケジュールで進められた投薬が、娘を少しずつ楽にし始めたのは、その年の秋。うつの症状が少し和らぎ、ほんの少し笑ってくれる瞬間が出てきました。発狂をし始めたあの頃から、1年が経っていました。

私達夫婦も、娘の今を理解し、心折れそうな時は互いを励まし、夫婦の時間には外食をしたりジムに通ったりして、夫婦だけの時間を作りました。今まで頑張りすぎていた娘に、見えない期待をかけていたことを、2人で悔い改めることもしました。なにより、夫が娘の過食を悪とせず、娘のために私とリビングから離れてくれたことには、本当に感謝しました。きっと娘も、そう思っていたはずです。

娘は、寝たり起きたり、勉強したり、食べて吐いたりをしながらも、2度目のセンター試験、そして私立大学の受験を経て、本命である国公立大学の二次試験を受けることができました。「病気がなかったら、もっと頑張れたのに」が口癖でしたが、私達はそのことには何も言わず、眠る娘も食べ吐きする娘も、本当に愛おしく思っていました。

残念ながら、病気になっても手離すことができなかった志望校には、届きませんでした。浪人生活の模試では判定も良かったので、受からせてやりたいなと思いましたが、これは運命なのだと思いました。

娘は、関東の私立大学に入学することになりました。こだわりの強い娘が、この現実を受け入れるかと心配していましたし、志望校に行けなかったことで過食嘔吐がひどくなるか、と不安もありました。しかし、二次試験を機に、娘の過食嘔吐は減り、「1人暮らしをさせて大丈夫かな？」とも思いましたが、私達は娘の巣立ちを見守りました。

娘は今、大学生活を謳歌しているように見えます。サークルにも所属し、友達とのかけがえのない時間を過ごしているようです。今でもPMS（月経前症候群）の症状が強く出る時期は、寝たきりになったり、たまに過食嘔吐をする日もあるようですが、学生らしい日々を送っているようで、ひとまず安心をしています。

地元を離れた今も、熊木先生にお世話になっています。いまなお、薬に助けられながらの大学生活には変わりがないので、もうしばらく摂食障害の治療は続いていくことになりそうです。それでも、この苦しい2年半の歩みに、先生が寄り添ってくれたことは大きな出来事でした。医師を信じることができてよかった。ともに戦ってくださる人がいてよかった、と心から感謝しています。これからも「いつか治る」と希望を持って、摂食障害とむかいあっていきます。

摂食障害という病気は、本人だけでなく、家族の今までの関係すら破壊する恐ろしい病気ともいえますし、破壊された関係を再構築できる希望ある病気ともいえます。悲しいのは、情報が少なく、偏ったイメージが広がっていることです。

⑪とくに「摂食障害は、母親との関係が原因」という根強いイメージがあります。摂食障害の治療の権威がそう言えばそうなのかもしれませんが、私はそれだけではないと強く思うのです。私の知る限りでは、比較的真面目に子育てに取り組んできた母親の子に、この病気は多い。その母親に対して、世間や権威は「あなたが原因です」というイメージを突き付けます。

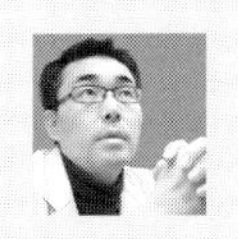

⑪確かに摂食障害の罹患において、母親との関係性が問題になる事はあり得るのですが、全てにおいてそうだとは言えません。

近頃はむしろ、そのようなステレオタイプな見方が当てはまらないケースが多い。一番の協力者である母親を無駄に苦しめるこのような言説は、状況に応じて見直していく必要があるでしょう。

そのイメージは、摂食障害の娘への対応に苦しむ母親の心を、さらに責め立てます。摂食障害の母親を孤立させている、悪しきイメージだと思うのです。確かに不安の強い母親が、未熟な操縦をする娘のハンドルを代わりに握り、アクセルを踏もうとする娘を遮るように細かくブレーキを踏む。

こんな子育てをしてきたかもしれません。しかし、愛がなかったかと問われれば、それははっきりと否定します。愛があるからこそ、そうしていたと言えます。私の子育てを肯定するわけではありませんが、摂食障害は母親だけが原因ではない。そのことを理解していただける先生が、日本にどれほどいるか。熊木先生には、世に蔓延る悪しきイメージに一石を投じていただきたい、と思います。

また、摂食障害には誰でも必ず通るポイントがある、と思っています。そのポイントを駆け抜ける速さはおのおの違えど、どのポイントも省略はできない。たくさんのポイントを通過した後に、本当の自分が見えてくる。家族にも同じことが言える、と思います。最初の疑惑から、戸惑い・葛藤・たくさんの失敗や反省・病気への向かい合い方・子どもへの対応の変化など、必ず通るポイントを経て、受け入れていくように思います。

親は、すぐにでも治してやりたいという気持ちから、病気とともに生きることさえ覚悟する強さを持てるようにもなります。しかしその為には、家族以外の大きな支えと理解が必要であり、医療にはその力があると感じています。親は直接娘を治してやることはできませんが、娘と相性の良いクリニックを根気よく探してやることはできます。日本に、摂食障害に理解ある医師が増え、全体の治療スキルが上がり、本人・家族と共に果敢に病気と向かい合ってくれるクリニックがひとつでも多く増えてほしい、と切に願います。「治そうな！」と声をかけ、手を握ってくれるあたたかさを、私と娘は忘れません。

今苦しんでいる患者様とその御家族様には、希望を捨てずにいて欲しいです。医療を味方にし、理解ある支え手を増やすことで、必ず新しい道が開けてきます。

克服・治療体験記　1-2

「あなたの“ありのままの魅力”を受け入れてくれたんだね」

アヤさん（仮名）
治療開始年齢：21歳

私は子供の頃痩せていて、みんなに心配されるくらいガリガリでした。高校生になり、学校帰りに、自分のお小遣いで自由に食べ物を買うことができるようになりました。食べている分、どんどん体重は増えていきました。その頃から、親にも、周りの人にも「太ったね～」と言われるようになり、“私は太っている”とずっと思いこんでいました。

摂食障害になったのは、高校生になって初めてできた彼に「あと5キロ痩せないと別れる」と言われ、1カ月間無理なダイエットをしたときだと思います。その後は、リバウンドとストレスで、むちゃ食いを繰り返し、1カ月で約5キロも体重が増えていました。

そこから、食べることで自分の欲求が満たされ、安心感を得ることを覚えました。逆に言えば、自分が食べたいものをすぐに食べないと、落ち着かなくなってしまいました。

高校3年生になり、受験勉強のストレスで、毎日過食をしていました。夜中にアイスがどうしても食べたい時は、真冬にもかかわらず、お風呂上がりにパジャマでコンビニに向かっていました。どうしても食べたいものは、勉強中でも自転車で買いに行きました。

明日の朝は何を食べよう、学校が終わったら何を買いに行こう、気づいた時には私の頭の中は食べ物のことで支配されていました。食べ物のことばかり考えていて、授業にも集中できないときがたくさんありました。

食べたいという欲求の反面で、痩せたいという気持ちも強くありました。周りから「太ったね」といわれること、自分の顔の大きさ、足の太さ、ウエストの細さ、全てにおいてずっとコンプレックスでした。

この矛盾した気持ちに私はずっとずっと悩み、苦しんでいました。食べ物を食べて後悔し、また過激なダイエットをしてリバウンドし、不安になり、また食べ物を買い込んでは、親に見つからないように食べ続けていました。食べ過ぎてぼーっとして、頭が回らなくなり、このままでは病気になるのではないかと思ったことも、何度かありました。お小遣いを食べ物にしか使わなくなり、苦しくなるまで、食べたくないものまで、目に入ったものを全て、無我夢中で口に詰め込んで安心感を得ていました。

どうしてこんなになってしまったんだろう、明日からダイエットするから今日は食べてもいいかな、苦しい、辛い、もうやめたい、と常に思っていました。だんだん増えていく体重にも過敏になり、毎日体重計に乗らないと、鏡で顔の大きさを確認しないと、落ち着かなくなっていきました。

過食で体重が増えていく反面で、食べることに恐怖も覚えました。当時の私は、たった 30 キロカロリーのチョコレートを一口かじっただけで体重が増える、と思っていました。過食で増えた体重を戻すために毎日運動し、頭の中でカロリーの計算をして、体重を毎日毎日記録していました。たった 0.1 キロ増えただけで、ものすごい自己嫌悪に襲われていました。

そんな毎日を過ごし、大学生になって 1 人暮らしを始めたころ、私の食生活はより、自由になりました。ストレスを食べ物によって和らげようと、夜中にコンビニで食べ物を買い込んでは自己嫌悪に襲われながら、過食を続けていました。ずっと私の夢だった海外の留学時の生活さえも、食べ物に支配されていました。食べ過ぎたときはジムに通い、最後の一口だけを残したり、鏡で体型をチェックしたり、体重の増減にとても過敏でした。

帰国しても、環境の変化によるストレスで、わたしの過食は止まりませんでした。ある日、私は食べ過ぎて動けなくなり、「苦しくて吐きたい」と思い、トイレに駆け込みました。自分で口の中に指を入れて吐くという行為は、怖くてできませんでした。

吐こうとしたその時、「もしかして私は過食症なのではないか？」と思いました。気になって、インターネットで過食症について調べてみると、私の気持ちや生活習慣は過食症の症状に全て当てはまりました。私は「一生このような食生活しかできないのではないか」とずっと思っていました。

が、一度病院に行って、今の私の生活を変えたい、健康な食生活をしたい、と思い、親に相談しました。「不安だったら、一回病院に行ってみたら？」と言われて、「助けてほしい」という思いで、熊木先生の元へ行きました。その時は大学４年の春で、過食が始まってから７年目に入ろうとしていました。過食症との闘病生活は思っていたよりも苦しくて、長い闘いでした。熊木先生のカウンセリングをうけ、「自分を大切にしなさい」という事を教えられました。私が初めて熊木先生にお会いした時に印象に残っている事は「過食するかどうかは問題じゃなく、あなたの気持ちが問題なのです」と仰っていたことです。熊木先生に漢方薬をいただいても、すぐには今までの習慣をやめることはできませんでした。当時の私は、就職活動のストレスでいっぱいの日々でした。不安を和らげるために過食をし、自己嫌悪が続いていました。その時は「どうして過食してしまったんだろう」と悩んでいました。過食症を克服するために、熊木先生がおっしゃってくださった自尊感情を高める努力をしました。まず、体重計に乗ること、鏡で顔の大きさ、足の太さを確認するのをやめました。疲れたときは、過食しました。でも、だんだんと苦しかった過食は、私への１日のご褒美になっていきました。

友達と外食に出かけたときは「美味しく食べれば大丈夫！」と自分に言い聞かせて、好きなもの好きなだけ食べました。**①次第に過食後の後悔は薄れ、「まあいいか」と思えるようになりました。「今日は疲れたから仕方ない、明日も頑張るために過食しよう」と思えるようになりました。**

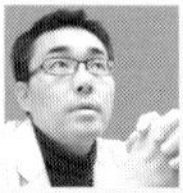

①私は無条件に自分を許すことを患者さんに求めていきますが、治療初期の頃まだ過食が止められない状況であるなら、過食をしてしまう自分自体を許すように導きます。過食をしようと何であろうと、ともかく「まぁいいか」と思えること、場合によっては自分へのご褒美としての過食嘔吐も受容することも大事なのではないでしょうか。

そう思えるまでに、もちろん治療を始めてから、ずいぶんと時間はかかりました。就職活動のストレスで、過食はたくさんしました。時には泣きたくなるくらい後悔することも、何度かありました。でもそれを何度も何度も繰り返し、熊木先生に出会って半年近く経った時、過食の回数は信じられないくらいに減っていました。これは、私の食べることに対しての気持ちが、マイナスからプラスへと変わったからだと思います。今までは、10キロカロリーのゼリーを食べても体重は増える、と思っていました。でも本当は、少し食べただけで体重が大きく変わることはないんです。夜ご飯を抜いたから、絶対痩せるということはないんです。頑張った自分にご褒美のクッキーを１枚あげて、体重が増えるわけはないんです。朝ご飯を食べたからといって、体重は増えません。

モデルの写真を見て、同じ体重を目指してダイエットしなくていいんです。なぜなら、私は私だから。私がチョコレートをひとかけら食べ

て、次の日に体重を測って 0.1 キロ増えていたって「ちょっと太っ
と言われることなんてありません。一体誰が細ければ可愛いと決め
か、足が細くて長ければ綺麗と決めたんでしょうか。

私は今、私が美味しいと思うものを好きな時にたくさん食べられること、大好きな人たちと笑顔でご飯を食べられることに幸せを感じています。**②ありのままの自分でいいと気付いた時に、長くて苦しい就職活動が終わりました。そして、念願のキャビンアテンダントになることができました。熊木先生は「あなたの“ありのままの魅力”を受け入れてくれたんだね」とおっしゃってくださいました。**

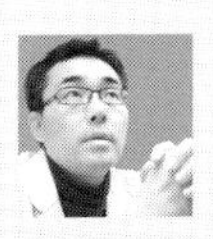

②憧れの職業に就くという特別なことが起こらなくても、治療上何ら問題はありません。しかし、もし自己受容のプロセスにおいてこのような嬉しいことが起こるのであれば、それは大いに評価するべきと考えます。よって、めでたい就職により治療が完結するとは考えていませんが、最終的に期待している無条件な自己受容への大きな 1 歩たり得るでしょう。

今でもたまに疲れてしまうと、たくさん食べたくなる時があります。でも、それは私にとって過食ではなく、1 日のご褒美です。なので、後悔なくたくさん好きなものを食べます。自分に正直な私が好きだから。

過食症との闘病を通して、ありのままの自分を受け入れることの大切さ、ご飯を美味しく食べられる喜びを学びました。過食症は、長くてとてもとても苦しいものでした。なかなか抜け出せず、毎日のように悩んでいました。今も完全には治ってない、と思います。でもすぐに治せるものではない、とわかっています。

いつか美味しくご飯を食べられるように、過食をやめることよりも、過食をする自分を好きになることから始めてみてください。いままで頑張ってきたあなたの、1 日のご褒美です。たくさん食べたいと思ったと

きは、きっとあなたの身体がいっぱいの栄養を求めているときです。だから、食べたいものは食べましょう。

今の自分を好きになってください。あなたのありのままを受け入れて、「まあ仕方ない、今日過食してもいいや！」と思えることが大切だと思います。

食べることが恐怖でなくなったその時、あなたにとって本当に必要な食べ物を、必要な分だけ、美味しく食べることができるようになると思います。

克服・治療体験記　1-3

「体の声を聞くことがとても重要だ」

Mさん（仮名）
治療開始年齢：33歳

わたしが過食症を発症したのは、息子のイヤイヤ期と主人の仕事の繁忙期が重なった頃でした。はじめはイライラする度に、ただひたすらキャベツをむしって食べていました。しかしだんだんとエスカレートし、子供と主人の目を盗んでは、家中にある食料を食い漁るようになりました。酷いときには、食べたくないのにと泣きながら食べることも…。気持ち悪くなるまで食べるだけだった症状は、次第に過食嘔吐へと変化し、それが毎日続くようになった頃、やっとあいち熊木クリニックを受診しました。

先生は、最初にわたしの話をじっくり聞いてくださり、「躁うつ病由来の過食症」であるとの診断を下されました。まずはじめは、漢方から試す事になりましたが、当然ながらすぐに効果があらわれるわけではなく、イライラとあせりが募りました。「これは病気じゃなくて、性がないだけなんじゃないか」とも思いました。先生はそれを察知のか、すぐに漢方と精神科のお薬との併用に切り替えてくださいました。はじめのうちは、本当に薬で過食症が抑えられるのか、疑問でした。以前うつ病になったときは、薬を飲んでも眠くなるだけで、全然効いた気がしませんでした。しかし、**①先生の「体の声を聞くように」という言葉に従って、自分の体と向き合い、薬の量や種類を微調整しながら受診を続ける事で、今の安定した生活を手に入れる事ができました。**

今では「体の声を聞くことがとても重要だ」と実感しています。

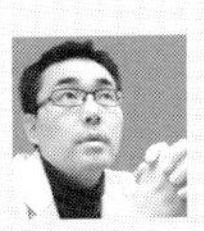

①私は、摂食障害の治療において薬物を投与する場合、いくつかの狙いを持っています。まず第一に、薬物自体が本来持つ薬効に期待した投与です。向精神薬あるいは漢方薬の中に、こだわりを解くもの又は衝動性を抑えるものがあります。やせ続けたいという願望が根強い場合、あるいは空腹時に食べ物のことばかり考えてしまうという場合、こだわりを解く薬がよく機能します。また、食べたくてしょうがない吐きたくてしょうがないという衝動抑えるために、有効な薬もあります。

それとは別に、私が薬物療法での過程で、非常に重きを置いていることがあります。それは、身体感覚の開拓・陶冶です。薬物を細かく調整していくプロセスで、それが可能です。患者さんに「体の声を聞くように」と言うのは、私の口癖。体の声を聞く方法は他にもあるのですが、薬物の処方を介して、治療者と患者さんが患者さん自身の体に向き合う時こそ、格好の状況だといえます。

今、過食症で悩まれている方々には、1人で無理せずに、長く受診できる先生や病院を見つけていただきたいです。患者と医師はベストパートナーになりえます。しかし、そのベストパートナーを見つけるのは、簡単ではありません。また以前の私のように、ただ与えられた薬を半信半疑で飲んでいる間は、ベストパートナーとは言えません。信頼できる先生や病院を見つけ、今日より少しでも良い明日を迎えましょう。

過食症は、病気です。みなさんの病気が良くなる事を、心から祈っています。

克服・治療体験記　1-4

「息をして生きているだけで偉いんだ」

みゆ さん（仮名）
治療開始年齢：27 歳

最初はそわそわ感、不安定な気持ちから始まった、と思います。

元々家庭環境はあまり良くなく、次々と男性と付き合う奔放な母、母代わりに育ててくれた祖母はいつも母の悪口を子守唄替わりに私へ言う、という家庭でした。実父は、会った事もありません。育ててくれ、お金を出してくれた恩はあるものの、深い部分では繋がっていないと思っていた子供時代の私が、不安定になる条件は十分だったと思います。

中学生の時には、過食嘔吐が始まっていました。中学生に食料品を買うお金はあまり無く、体を売ってまでして得たお金で過食嘔吐していました。得たお金で過食嘔吐をするときは、「こんな人間は世界で自分しかいない」というような絶望的な気持ちになっていました。高校へ行き、一時期は落ち着いていましたが、独り暮らしをする様になって、20 歳の頃、また過食嘔吐の日々が始まりました。過食嘔吐→気分の落ち込み、時には異様な高陽感を繰り返していました。これは治療をしなければ、と思い、何件か病院へ行き、どこに行っても「摂食障害とうつ病」という診断をされました。しかしどこで治療を開始しても良くならず、仕事で落ち込んでいた事もあり、一時期は自殺未遂もする程、悪化していました。この時は、22歳でした。

人と会いたくない。親しい友人とでも食事ができない。**①苦しかったのは、誰ともコミュニケーションが取れなくなり、仕事以外ではほぼ引きこもりになってしまった事です。**

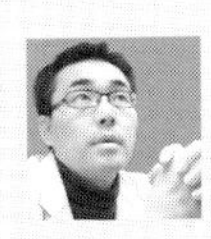

①摂食障害を抱える患者さんは、引きこもりになってしまうことが少なくない。思いもよらぬ形で太ってしまい、そのことを醜いと嘲笑されてしまうのではないかと恐れるためです。後から考えればこれは被害妄想だと分かるのですが、当事者である本人はそのような自覚に立ち帰ることができません。

新しい友人も中々できず、古くの友人とも疎遠になってしまいました。若い時のキラキラしているはずの時間を、過食嘔吐だけで過ごしたのは、今でも少し残念です。

24歳の時、理解のある男性と結婚しました。それで少し過食嘔吐も落ち着きましたが、やはり完全には良くならず、この時期には3日間食べられなかったり、拒食の症状もあったり、ダラダラと摂食障害は続いていました。

26歳で第一子を出産し、それでも過食嘔吐がおさまらず（この時は過食嘔吐がメインでした）、元々行っていた病院も遠方という事もあり、「あいち熊木クリニック」さんの元へ通う様になりました。今までは「摂食障害とうつ病」と診断されていたのが、あいち熊木クリニックでは「双極2型障害がベースとなった摂食障害」と診断されたのです。症状を詳細に説明されたところ、ぴったりと当てはまり、すごく納得したのを覚えています。

当時、授乳をしていたので、漢方のみの処方でしたが、気分が段々と落ち着き、気分の落ち込み、高ぶり、過食嘔吐も少し収まりました。落ち着いたとはいっても、過食嘔吐は完全には無くらなかったので、授乳が終わったと同時に、薬物療法・漢方療法ともアプローチを変えて続けていきました。ここで、また少し症状が軽くなりました。本当に少しづつで、注意しないと気付かないかもしれない、という進み具合なのですが、確実に過食嘔吐する間隔、気持ちの落ち込み、高ぶりの間隔が開いていったのです。

その後、30 歳で第二子を妊娠しました。妊娠が分かったのが治療の途中のことだったので、熊木先生はすごく心配されました。いつも、もの静かな先生にしては珍しく、私に感情を出して**②「治療の途中での妊娠・出産は心配だ」**と言われました。

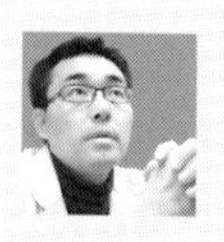

②多くの向精神薬は、妊娠時における胎児への安全が証明されていません。とはいえ、これまで必要があって服用してきた薬物なのですから、妊娠したからといって簡単に取り払うことなどできることではない。精神科の治療経過で妊娠が判明すると、患者さんおよび治療者に、このような難題が一気に降り掛かってくるのです。実際にこのような状況になったとき、最善の手立てを見つけ出すことは、いつも簡単ではない。最終的には、芽生えた命をなんとか維持する方に努力することが多いですが、それにしても闘病時の妊娠については熟慮を要します。

ですが、私が産みたいのを伝えると、最終的には「頑張りましょう」と言ってくれました。この時のやり取りは、私が熊木先生を「信頼できる先生だ」と確信した出来事で、今でもしっかり覚えています。妊娠中、心配した過食嘔吐も、双極 2 型障害も症状は出ることはありませんでした。そして出産し、第二子が 3 歳間近になった今も、症状は出ていません。

33 歳になった今は、若い時期の青春を取り戻す様に、マラソンにはまり、トレイルランニング（野山を駆けるマラソン）をしたりして、活発に過ごしています。子供達には、寂しい、孤独な思いをしないで欲しい、との思いから、沢山ハグをする様にしています。

私の場合、

・熊木クリニックでの治療

その時の状況で処方を替えてくれました。生活スタイルに対応してくれ、病気の症状と処方のバランスが取れていたと思います。

・理解のある主人

過食嘔吐が1日中治まらない時でも、何も言わず、普通に接してくれました。私の話も沢山聞いてくれました。

・子育て

子育ては大変ですが、子供達とペットの存在も、癒しの1つだと思いました。

この3つがあったので、10余年の摂食障害や双極2型障害を克服できたのだと信じています。

摂食障害で悩み、落ち込んでいる方、そのご家族に伝えたいのは、「絶対に孤独ではない」という事です。ぜひ病識を持って、助けを求めて欲しいと思います。症状は山や谷があると思うのですが、**③最悪の症状の時は「ただその時をやり過ごそう。息をして生きているだけで偉いんだ」と思って欲しいです。**

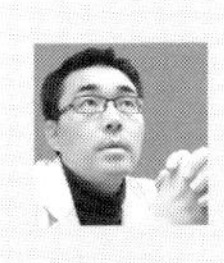

③「息をして生きているだけで偉い」とは至言です。苦しみの極にある大勢の患者さんたちに、贈りたい言葉です。

そして、治療を諦めずに続けて、克服のチャンスを伺って欲しい、と切に願っています。

克服・治療体験記　1-5

「30 代も半ば過ぎたら、人生から嫌なことを取り除いてもいいんだよ」

ぶんこ さん（仮名）
治療開始年齢：34 歳

27 歳で、最初に就職した会社を辞めました。激務のせいか、10 キロくらい入社時より痩せていました。内心嬉しかったのを覚えています。今までずっと「ぽっちゃり」と馬鹿にされていたからです。その後、この体型を維持しようと思いました。

次の化粧品の会社に就くまで、1 カ月ほど空きました。“実家に戻るのが恥”と思い、収入もろくにないのに、無理して 1 人暮らしをしました。節約しようと、安くて沢山入っているパンを買い、何日かに分けて食べるつもりでしたが、ふとした瞬間に全部食べてしまい「ヤバい」と思い吐きだしたのが、始まりです。

とはいえ再就職とともに、実家に戻ることになりました。その当時は、飲み会・女子会が頻繁にあり、そのたびに暴飲暴食し、トイレで吐いて、また食べていました。そんな生活が 6～7 年くらい続き、過食嘔吐の症状は悪化の一方で、ひどいときは毎日というほど起こりました。「これは何かおかしい精神病だ」と思い、調べたところ、摂食障害だと知りました。ネットには無料電話相談室みたいなサイトがあり、追い込まれていたのですぐに飛びつきました。そのころは仕事にも支障が出て、死んでしまいたいと思っていました。そのサイトは結局悪徳商法でした。「強力に治すなら、10 万円の催眠療法かが必要」と言われ、東京のアパートの一室まで、休みの度に何度か通い、遂には変な催眠術をかけられていました。さらには「もっと強力に治すなら、追加の 10 万円で“先生”が診てくれる」と言ってきたので、これは完全悪徳商法には

JCOPY 498-22908

まったと目が覚めました。

そこで必死で精神科の病院を探したことで、熊木先生と出会いました。熊木先生は「自尊感情を戻すことが、一番大事。7〜8年かけて落ちるところまで落ちた自尊心を、上げていく必要がある」と言われました。「苦しかったでしょ。いままでさんざん傷めつけてきた自分を大事にしよう。一緒に頑張ろう」といわれました。そうだったのかと思いました。涙がとまりませんでした。薬を処方してもらいました。そして「寝ることが一番の治療だから、8時間寝てください」と言われました。「そんな、8時間は無理」と思いながら、なるべく寝るようにしました。それから、何となく「まっすぐ家に帰りたいな」と思うようになりました。無理にではなく。ただ休む為に。

その後、一度面談をしていただいた時、先生に、これまでの良かったこと・悪かったことを話しました。波が激しく、いい時は少ないのではないか、と自分では思ってますが、先生は「治療経過は、"3歩進んで2歩下がる"。少しずつは良くなってるよ」と言ってくださいました。ほんとかなあ。

また先生は、サーフィン大好きで真っ黒に日焼けしている自分に対し①**「妍を競う女性ばかりを相手取った化粧品の仕事は、あなたの本来の仕事ではないかもしれない。30代も半ば過ぎたら、人生から嫌なことを取り除いてもいいんだよ」**とも。

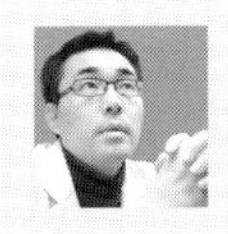

①女性社会の機微を汲むのが苦手な女性はいます。そのような人は「女性であること」自体が、難題となる。そこから自由になるという生き方は、場合によっては考慮に値します。

さらには「あなたは、まわりから楽観的だと見られがちだろうけど、実はそうではない部分があり、そのギャップもストレスの元になっている」とおっしゃてくださいました。そんな面もあるか、と思います。仕事も何事も、「まあいっか」はできない性格です。先生は、もっと自分を出せる無理のない仕事をお勧めしてくださいました。「特にあなたの場合、女性ばかりじゃなく、男性もいる会社の方がいいと思うよ」正解だ、と思いました。先生のおっしゃるように、無理に取り繕うのをやめました。ありのままの自分で生きたい。これが目標です。

まだまだ自分は治療途中で、人に何か言える立場ではないですが、過食嘔吐して憂うつになったとき、「そんな自分をまあしょうがない」と思えると、少し楽になれる気がします。前は死にたいくらいでしたけど。自分もまだ、普通の人みたいにおなかいっぱい食べてというのは、少し恐怖ですが、海にいくと大丈夫になります。何か大好きな趣味があるといいのかな、と現状では思います。

克服・治療体験記　1-6

「必ず 1 人はあなたのことを好きな人がいるんです」

はーちゃん さん（仮名）
治療開始年齢：24 歳

私は 20 歳の時に拒食症になりました。看護学校に通っていました。実習が辛く、そんななか体重が減っていくことだけが楽しみになりました。幼少時代から家族や周りの人から「デブ」と心無い言葉を浴びせられ、頭も悪く、何ひとつ自信が持てませんでした。しかし、看護学校に入ってから、成績は優秀、周りからいじめられることもなくなった私は、あとは痩せれば全て上手くいくと思うようになりました。それから半年で体重は 34 キロまで痩せて、頭が働かなくなり人と会話することも、勉強もすることもできなくなり、毎日体重と食事が私の頭を支配するようになりました。体重の数字が、私の人生を支配するようになりま

JCOPY 498-22908

した。結果、学校の勉強もできなくなり、学校を辞めました。

私は「今までの努力が全て失われた」と感じました。

学校を辞めてから過食嘔吐になり、1日中食べて吐くようになりました。毎日泣いて泣いて、「なんでこんなことになったのだろう」「何を間違えたのだろう」…毎日そう感じてました。

23歳の時、ある人と出会い、付き合うようになりました。その頃も、過食嘔吐は続いてました。しかし、その人との将来のことを考え始め、「元の自分に戻りたい」そう思うようになりました。「また看護学校へ戻りたい」「看護師を諦めたくない」…そう思い病院を探し、出会ったのがあいち熊木クリニックでした。

最初に先生に言われたのが、「あなたの摂食障害は治ります」という言葉でした。私は凄く嬉しかったです。摂食障害は自尊心が低いからなると言われ、私は幼少期からの自分を思い出し、確かに自分の自信の無さを痩せることで補おうとしていることに気づくことができました。そして、「看護師になることを目標に、一緒に頑張りましょう」と言ってくださったのです。

①「過食嘔吐を治さないと看護師になれない」と思っていた私ですが、先生は目標を立て、私の未来のことを優先して、まず過食嘔吐との付き合い方を教えてくれました。

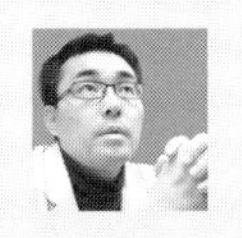

①過食嘔吐を完全に治さないと目的の職業につけない、目的の学校に行けないと思っている方が多いのですが、実際のところそうではない。とりあえずのところ、過食や嘔吐を繰り返しながらでも、身体感覚を養い自尊感情を育て切ることができるのであれば、それはそれでいいのです。

②薬を使った治療には、最初驚きました。しかし、あいち熊木クリニックに通いながら学校に再び通い出した私は、変化に気づきました。今まで「私は駄目な人間だから、人一倍やらなきゃ駄目なんだ」という

観念に取り憑かれていたのですが、今は「大丈夫。なんとかなる」と思えるようになり、自然と落ち込んだり、焦ったりせず、気分の浮き沈みが減ってきたのです。

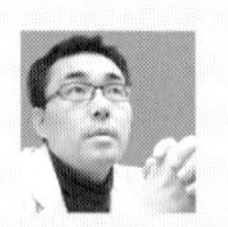

②摂食障害の治療においては、「あくまで心の持ち方次第で、薬物など使えないし、関係がない」と思っている人が多いです。しかし実際のところ、侮れないほどの効果を発揮することがある。薬が全てでは無いにしても、事態が良い方向に転がるのであれば、使わない手はありません。摂食障害治療で 1 番核となる自尊感情を持ち上げることに直接役立つ薬物は無いけれども、落ち込みや焦りを軽減することが可能です。

そのおかげで、今私は過食嘔吐は完璧には治ってないものの、自分との向き合い方を考えられるようになり、学校もスムーズに通うことができるようになりました。最初に現役で通っていた看護学校時代より、現在は驚くほど気持ちが楽な状態で、同じ看護学校に通えるようになり、凄く嬉しいです。

今、摂食障害で悩んでる方、私はその気持ちが少なからず分かります。自分に自信が持てるようになるために、痩せようとした。ただそれだけなのに、なぜこうなってしまったのだろう。そう思っている方も、少なからずいると思います。

目の前が真っ暗で、食べたいのに食べられない。吐きたくないのに、吐きたい。運動したくないのに「動かないと」と思ってしまう。もっと違うことにお金を使いたいのに、食費ばかりに使ってしまう。身体がきつい。自分何してるんだろ、って。

友達や家族と「美味しいね」って笑ってご飯が食べられた日に戻りたい。誰かに認められたくて、愛されたくて、ただそれだけなのに、なぜ体重や体型ばかり気にしてしまうのか。そんな風に思う人もいると思います。

私が思うのは、きっと今まで辛い思いをしてきた気持ちが、摂
という形で現れたのではないのかと。それは、全然嬉しくない
す。でも、身体と心はそれを伝えたいんだと思います。家族の方、摂食障害の娘を抱えた家族は、辛いと思います。お金はかかるし、気分の浮き沈みは激しいし、八つ当たりはされる、食べて吐く毎日を見せられるなど。

でも、知っていてください。**③本人は、家族に対して、申し訳なさで胸が張り裂けそうな思いでいます。そばから見ると、好き勝手やってるように見えます。でも、本人は「そんな自分を嫌いにならないでほしい。こんな自分で申し訳ない」と思ってます。本当は誰かに止めて欲しい。ぎゅっと抱きしめて、「大丈夫だから」って支えて欲しいんです。**

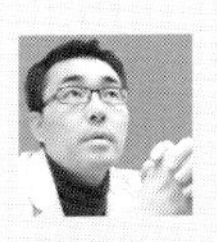

③誰の声をも振り切って過食をし嘔吐を繰り返す摂食障害の患者さんたちは、一見わがままであるように見えますが、不如意な自分の心身に対し絶望し、どのように振る舞ってよいか困惑していることが多い。その様子を見て、1番身近にいる家族は、同じくひどく動揺する。そして思わず、腰が引けてしまう。このような嵐の最中に、彼女たちを抱きしめて「大丈夫だから」って支えるのは、とてつもない勇気が要ることです。だから簡単なことではない。しかし、家族が彼女たちを受け止める勇気を持つことで、事態の好転に結びついたケースは数多あります。

家族の方の苦労は、計り知れません。大切な家族が苦しむ姿を見るのは、辛いです。本人にとっても、家族は本当に大切な存在です。大切な家族を苦しめている罪悪感は、きっと感じているはずです。だからこそ、見捨てないであげて欲しい。大切な人に見捨てられるのは、あまりにも辛い。自信の無さがこの病気を生み出しているのならば、その子をぎゅっと抱きしめて、「あなたは私の大切な宝物だ」と伝えてあげてください。

そして、摂食障害で悩んでる方。今は、暗いトンネルの中です。でも、必ず転機は訪れます。光が見えてきます。私はいつまでこのトンネルが続くのか、不安でした。「こんな思いするなら生まれてきたくなかった」そう思いました。でも今は少しずつ、光が見えてきています。完璧に治したい。そう思って焦るかもしれません。でも、摂食障害との付き合い方を考えていく事がとても大切だと思います。

そして、家族・友達・恋人など、誰かを愛し誰かから愛されるためには、まず自分を愛してあげる事が大切なのです。

忘れないでください。100 人の人がいて 99 人の人があなたを嫌いだとしても、必ず 1 人はあなたのことを好きな人がいるんです。必ずいます。それは絶対です。必ず、あなたを愛してくれる人がいます。

克服・治療体験記　1-7

「まず驚いたのは、拒食症について何も触れてこなかったことです」

ひとりっこ さん（仮名）
治療開始年齢：25 歳

私は小さい頃から、母の言うことをちゃんと聞く「良い子」だったようです。そして、それが当然で、一番楽でした。

それが崩れたのが、ちょっとしたミスで大学を留年したことです。母の期待を裏切ってしまった、悲しませてしまった、そんな思いで苦しみました。その時、見つけたのが国家資格への挑戦でした。しかし、1 度目、2 度目と、不合格となってしまいました。2 度目の挑戦中は、勉強からのストレスや現実逃避から、イライラして家族に八つ当たりしてしまい自己嫌悪に陥ったり、また、お菓子や食事の量が増え、体重は 10

キロ以上増えました。周りからも、「太ったね」と言われるようになりました。体重が増えたことを気にし始めたのは、その頃です。

私のなかで変化が起こったのは、3度目の挑戦中からです。もう後がないという思いから、全てを全力でこなさなくては、という焦りに縛られるようになりました。朝は早くに起き、ラジオ体操、ヨガ、オリジナルの運動、1時間近い犬の散歩を朝夕、家族とは別の極端にカロリーの低い食事、家族の帰宅まで休みなく勉強をし、夜もまた運動。みるみるうちに、体重は減りました。ある時ふと、SNSに、体型のビフォーアフターの写真を載せました。そこで待っていたのは女の子達からの、羨ましい、すごい、といった声でした。私にも唯一自慢できるものが、やっとできたのです。

そこからが地獄の始まりでした。結果のでない勉強と、体型への称賛。私の中で、体重を落とす事へと比重が傾いていきました。少しでも体重を落とすために、椅子に座ることを禁じました。勉強中や食事中は、ソワソワして仕方がありませんでした。このままではいけないとは分かってはいましたが、毎朝体重が減っていることに喜んでしまう自分がいました。初めて体重が30キロを切ったときは、達成感と、母への罪悪感がありました。

家族から気を遣われていることに対してもイライラして、それがさらに拒食へ繋がりました。イライラが爆発すると食べすぎてしまい、その時は絶望のあまり、外をうろうろと何時間も徘徊しました。母から何度も病院へ行こうと言われましたが、「自分は病気じゃないから大丈夫だ」と言い張りました。

しかしある時、風呂場で突然パニックを起こしました。母は、ガリガリに痩せ細った私の体を抱いて震えていました。それを機に、椅子に座るにも骨が当たって痛くて座れない、階段も手すりを使わなくては登れない、着る服もない、それを解決するためならと、しぶしぶ病院行きを了承しました。

あいち熊木クリニックに通う前に、いくつかの病院に通っていました。しかしどの先生も、私の「拒食症」にしか目を向けてくれず、「私」自身には興味はないように感じてしまいました。**①熊木先生と出会ったとき、まず驚いたのは、拒食症について何も触れてこなかったことです。**

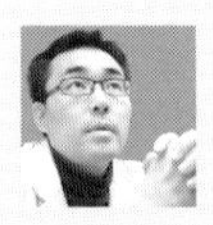

①私は摂食障害に苦しむ患者さんたちに対して、まず彼女たちが自分の存在を無条件に受容していくよう働きかけます。そのような言葉が説得力を持つためには、まず私自らがそれを映して実践しなくてはなりません。摂食障害であるかどうかでその彼女を色眼鏡で見るのではなく、まずありのままの人間として受け止める。それが何よりも重要なのです。

自己尊厳が低下していて、今の状況にあることを教えてくださいました。まずは漢方から始まったので抵抗は全くなく、その後も、私の状態に合わせて少しずつ調整しながらの調剤だったので、不安もありませんでした。

始めの数カ月は、症状・食生活ともほぼ変わっていません。しかし、母との関係は変わりました。母が、「不満に思うこと、嫌なことは、なんでも伝えて」と言ってくれたのです。あいち熊木クリニックに通うようになってから、素直に母に甘えたりわがままを言えるようになり、そこから徐々に食事の内容が変わってきました。家族とは別でしたが、味付けをしたり、少しでもカロリーを摂る努力をできるようになりました。半年もすると、家族の食事を少し貰えるようになりました。回復期の過食が始まったのもその頃からですが、自分を責めたりといったことはありませんでした。

現在では、家族と全く同じ食事をとれるようになりました。また、新たな夢に向かって、学校へ通うことになり、毎日楽しく頑張っています。カウンセラーさんから、「私のようなストレス発散をできない人は、考え始めると考え続けてしまう傾向にある。そうするとズルズル落ち込んでいってしまう。なので②**考えを雑念箱、保留箱に一旦よけてお そのうちに雑念箱ごと忘れられるようになる」**と教えていただいて は、本当にぐるぐると考えなくなり、ずいぶん楽になりました。

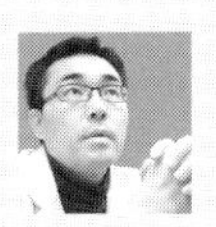

②日々の瑣末な事柄に悶々としてしまうことが非常に多い彼女たちへの、「それらを一旦雑念箱に放り込んで棚上げにする」という提案は、摂食障害の治療実践に基づく非常に有用な考え方です。このような例え話がうまく響き、患者さんが変わっていくことが数知れずあります。

また、自己尊厳が低いと言われてからは、もう少し私自身を大切にしてあげようと思うようになりました。辛いときは辛い、悲しいときは悲しいと、我慢せずにきちんと表現するようにしています。

今、摂食障害で苦しんでいる方へ。あなたを一番愛せるのはあなた自身です。

摂食障害で苦しんでいる方のご家族へ。摂食障害の方を見て、辛い思いをしていらっしゃると思います。摂食障害は「助けて」のひとつの形です。どうか無理やり食べさせようとはせず、心の奥にあるものを理解してあげてください。時間はかかると思いますが、必ず心を開いてくれる時が来ると思います。

■母親の治療体験記
ひとりっこのママ

「少し太ったんじゃない？」

そんな何気ないひとことで、娘のダイエットが始まりました。その時は、こんなに苦しむ事になるとは思いもしませんでした。

愛情と過保護を私自身勘違いしていると、今ならあの時の自分に言ってやりたいと思います。あの時娘が何を考え苦しんでいたのかも知らず、親子関係やいろいろな要因が重なりあって、摂食障害という病気になったと思います。

最初は何事も一生懸命やる子だったので、「頑張ってるな」と軽い気持ちで見ていました。でもあっという間に半年が過ぎ、あまりにも痩せてきたので心配になりました。そのうち生理も止まり、大きな総合病院の産婦人科に通うようになりました。そこで栄養指導を受けたり、食欲のでる薬を出されたりしましたが、一向によくならず、相変わらず体重は減っていくばかりでした。

病院へ一緒に行くと言っても、頑なに拒否していましたが、私の頭の中に「もしかしたら」と不安がよぎりました。以前テレビでみた「摂食障害」です。どうにか娘を納得させ、一緒に病院へ行くことができました。

まず総合内科にかかり、相談をしました。それで胃カメラの検査とCTの検査を、後日予約することになりました。「身体の中に悪いものができていて、栄養がとられているといけない」とのことでした。後日結果を一緒に聞きに行きましたが、悪いところは見つかりませんでした。そこで、私のほうから先生に「娘は摂食障害ではありませんか」と聞いてみました。先生は少し考えて「うちの病院では無理なので、ある大学病院の精神科を紹介します」と言われました。

そこからがつらい毎日でした。なかなか予約がとれず待ちに待った初診の日、「どうしてうちの病院だったのでしょうね」と先生に言われたとき、すごくショックだったのを覚えています。娘はその間ずっと精神的に不安定で苦しんでいたのを見ていたので、そこでまた違う病院を紹介され、紹介状を渡され予約を取ることになりました。そして待ちに待った初診の日、また私たちは期待を大きく裏切られることになりました。先生と話していても、不安さが娘の顔から見て取れたからです。それでも、何回か通院しました。その間2人で色々調べて、今のあいち熊木クリニックにたどりつきました。

初診の日、「今度こそは」と祈る気持ちでいっぱいでした。心理テストをしていただいた後、熊木先生との会話の中で、徐々に私と娘が、お互いほっとしてゆく気持ちを分かり合えた程です。それは的確に、私の思い・娘の気持ち・考え方を理解してくれる人だったからです。

摂食障害は怖い病気です。でも良き理解者・治療者に出会えれば、良くなる病気です。娘の症状の最初は、このようなものでした。拒食以外にも、すごくこだわりが強くなりました。こだわりは、家の中の整理整頓から始まりました。自分の専用の食器がだんだん増えていき、それも色は白と決まっています。洗濯ものの干す順番、たたむ順番があります。手を、これでもかと洗います。もちろん食器とかもです。食べるものも、自分で許せるものと許せないものがあるらしく、色・形・量、1つのものを選ぶのにすごく時間をかけていました。

1日中イライラすることもあり、落ち着かせるためにいろいろ考えました。**③なんと言っても一番つらかったのは、ソファにゆっくり座っていられないのを見ていることでした。やせ細った体で、一生懸命動くのです。**

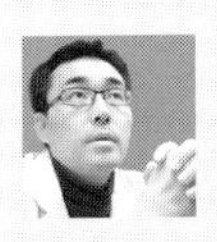

③拒食症の患者さんは得てして、几帳面で活動的です。ソファーにどっかり座るような怠惰なことをしていると、お腹にお肉がついてしまい取り返しがつかない、などと考えています。その様子を端から見ていると、大変痛ましい。それが家族であるなら、なおさらのことです。

いくつ一緒にジクソーパズルをつくったでしょう。プラモデル・ぬいぐるみ・大人の塗り絵、気がまぎれそうなことをいろいろやってみました。栄養不足による体のむくみ、そのため毎晩マッサージをしていました。かかりつけの内科で、点滴をうってもらったこともあります。

でも1番の薬となったのは、週に1度のあいち熊木クリニックへの通院と、2週間に1度のカウンセリングだと思います。その間も怖い夢にうなされたり、少しずつ食べられるようになってからの過食嘔吐にも悩まされました。

が、その都度先生に相談できて薬を調節していただき、今では普通に「食事がおいしい」と言って、みんなと同じ物も食べられています。

新しい目標もでき、元気に学校に通っているのを見ると、**④痩せすぎて子ども用の下着を買いに行き人目も気にせず泣いた日の事や、「朝起きたら、息をしてなかったらどうしよう」と何度もベッドに確かめに行った日が、嘘のようです。**

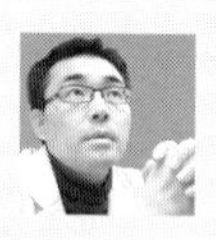

④自らの身体的成長を拒み、その結果として子供用の下着をつけざるをえないことがあります。その様子は、あたかも自らの女性性を否定しているかのよう。女性として幸せになってほしい、という祈りに似た気持ちを持つ多くの母にとり、このような娘の葛藤し苦しむさまを目の当たりにすることほど、悲痛なものはないでしょう。

熊木先生に「もう大丈夫ですよ」と言っていただけるまで、気を楽にして過ごして行きたいと思います。

第2章
自尊感情低落の深層

「現代型・自尊感情の低落」とは何か
〜摂食障害(過食症・拒食症)・醜形恐怖症・自己臭恐怖症治療から見えてくるもの〜

あいち熊木クリニックには、摂食障害専門外来があります。

対象となる疾患は、摂食障害（過食症・拒食症）のみならず、醜形恐怖症や自己臭恐怖症といった、思春期・青年期に特有の疾患です。

そして、そこにやってくるのは主に思春期・青年期の女子です（もちろん家族が同伴することもある）が、彼女達の自尊感情の低さには驚かされることが多い。それも、見た目だけではなかなか分かりません。

私は思春期専門の精神科医であり、20年来、摂食障害を患う人々とは多く接してきました。そこでもやはり、自尊感情の低落した人々が多かったのですが、現代型の摂食障害患者さんとは何かが違う。昔の自尊感情低落には、本人も強く意識する明らかなトラウマがあったものです。それはすなわち、幼少期の親からの執拗な虐待（性的なものも含む）やクラス全体からの陰惨ないじめであったりといったもの。このような顕在化したトラウマを抱えた人々は、摂食障害に至るまでのストーリーを、あらかじめ自らが組み上げていることが多かった。そのストーリーの信憑性や、悲惨さの程度を云々することの是非はともかく、とりあえず初診は、彼女たちのこういったストーリーの受容から始まりました。そこには呪詛が渦巻いており、治療者をも含む他者への猜疑・怒り

JCOPY 498-22908

が表現されていたものです。

翻って、現代型の摂食障害患者さんはどうでしょうか。彼女達は見た目、決して力強くはなく、内界のうっ屈があまり見られることがなく、むしろ涼やかでさえある。にこっと笑う顔がチャーミングであることもあり、これまでの人生で他者や社会からひどい目に遭わされてきていないことが見て取れます。

では、このような状況で、なぜ精神科診察室に現れるのか。もちろん、現象としての摂食異常が止められないということはあるでしょう。しかし、例えば過食嘔吐の場合、食べたいだけ食べ、太らないように嘔吐で調整し、理想体重をキープし続けているのだから、他者からどのように見られるかということを第一義に考える人の場合、とりあえずそのような状況で自己充足ができそうなものです。しかし、長年誰にも知られずそのような状況を維持し続けた後、診察室にひょっこり現れる。

おそらくは、あまりに小器用に問題を隠しおおせたがために、誰にも顧みられなくなった自身の寂しさに耐えられなくなってか。ところが、そもそも自らが隠し通した問題の本質が何であったのか、分からない風情の人物もいるのです。

本文では、この“得体の知れない”「現代型・自尊感情の低落」について、考えてみましょう。

まずは、このテーマに先立って、「近代型・自尊感情の低落」とは、どういうものであったのかについても考えなおしてみます。

近代は明白な競争社会でした。

日本は戦後、イケイケドンドンのモーレツ社会であり、国をあげて坂道を駆け上がっていくかのようでした。団塊世代・ベビーブーマーなど、人口が激しく膨れ上がったことも、それに拍車をかけた。

生まれ落ちてから、ずっと競争・競争・競争…。受験戦争に、出世争い。激しい下克上社会でしたが、その一方、特別な家に生まれ落ちなくても、誰にも“成り上がれる”チャンスがありました。東大や、一流企

JCOPY 498-22908

業など、分かりやすいピラミッドの頂点があり、社会におけるヒエラルキーが可視化されていたのです。

もちろん、激しい競争社会ゆえ、敗れることはある。しかし基本、敗れても、やり直しがきき、一生のダメージとはならない（例えば、浪人)。また、主流を外れても、傍流で勝つこともできた。また敗れた体験を、人生の教訓として昇華するようなナルシシズムは許容された。

何にでも勝ち負けがある社会では、落ちこぼれる苦しさはありましたが、ある意味単純明快な原理で社会が動いていました。ただしこのような近代においては、1つの基盤にのみ価値を置くと、そこで敗れ落ちこぼれたときに、いよいよ退路を断たれる。その場合、うつ状態になるか、アパシー（無気力化状態）になるといったような“社会適応”を採ることが多かった。また、当然いじめや虐待もありましたが、それらは粗暴なものであっても、比較的露顕することが多い印象でした。いじめる側・いじめられる側、いずれにも当事者意識があり、いじめる側は後に悔恨を述べ、いじめられる側は後に“トラウマ”というかたちで被害感を露わにできた。このような状況の良し悪しはともかく、それぞれの行為は意識の俎上に載せられるのが普通だったのです。

ではもう一方の「現代型・自尊感情の低落」とはどういうものか。

現代とは、ひとことで言えば、「絶対性も終焉もない時代」です。

競争社会には、絶対的な評価軸があり、誰もが目指すべき明快なゴールがありました。すなわち、“成功のかたち”が明瞭でした。裏を返せば、現代においては、何をどう努力しようとも、成功のかたちが見いだせない。ということは、一見“社会的成功者”と見なされる人であっても、満足できず、幸せを感じにくいのです。

そもそも、生育の基盤となる学校において、成績であれ何であれ、目立つことを極度に恐れている子が多い。KY（空気、読めない）とのレッテルは、所属する小社会での“死”を意味します。このところ、発達障害が大きな問題として取り上げられるのも、KYが社会不適応者の烙印となるほどの息苦しい社会になってきているからでしょう（最近は、その小社会への過剰適応形態としての「空気読みすぎ」の発達障害者が増えています。KYと名指しされることへの極度の恐怖があるからではないでしょうか）。皆が皆、“他者配慮のかたまり”となっていながらも、それがまた他者に顕示されることもなく、実にさりげない。

いじめだって、もちろんあります。ただ昔のそれより、潜伏し、陰惨です。教師や親の伺い知らぬところで「学校裏サイト」があり、そこでの情報の流れが、1人の子の運命を決することさえある。最初はみんなで無視、そしてあたかも存在していないかのように扱う透明化…。このような複雑な精神力動が渦巻く社会では、小さな失敗・他者との差異により、真綿で首を絞められるように衰弱していく。そして、そのような社会で、個々人は成すすべなく、じわじわ自尊感情を低落させていく…。「自分探し」とは、そのような寄る辺ない社会からの遊離・逃避のための1つの手段なのでしょう。スピリチュアル・自己啓発・海外放浪…。“どこかにある本当の自分”というファンタジーに嵌り込むことは、無責任で安直な現実逃避だとする意見もあります。しかし、これだけ自己主張を封殺された子ども時代を過ごしてきた人々が、大人社会へ巣立つときには、いきなり「自己責任・自己選択が大切だ」などと取ってつけたように言われるようになるならば、面食らうのも仕方がないと言える。

このように、「現代型・自尊感情の低落」は、現在社会で生きていくなかで必然的に落とし込められていく構造になっているため、かなり深刻な問題です。診察室に現れた気弱だが優しく微笑む少女たちを診て、ため息が漏れそうになることがある。

彼女達は端的に“時代の犠牲者”とも言い表せない。時代は、何も指し示していないからです。

それゆえ彼女達の過食嘔吐という表現は、自分の在り方を探し当てようと考えあぐねているようでもあり、“他者の視線”という糸にからまり悶え苦しんでいるかのようでもある。

しかし、ここを越えていかねば、病理の大本は解けないままなのです。

彼女達の自尊感情は、かつてあったものが失われたのではなく、“いまだ獲得されていない”。現代精神療法の重大な課題の1つは、この「自尊感情の後天的獲得」ではないでしょうか。これはもちろん、一筋縄ではいかない。彼女達ひとりひとりと対峙しながら、模索を続ける日々です。

「死んでしまいたいくらい、寂しくて寂しくて」
（＜自尊感情が低落している方＞への臨床相談）

〔『もう悩まなくていい〜精神科医熊木徹夫の公開悩み相談〜』（幻冬舎）より〕

Question

——私は 38 歳の女性です。

私はもう長いこと、自分をどう生かして行ったらよいのか分からず、もがき、苦しみ、それだけで疲れ果てているのです。普通なら楽しいであろう場面でさえ、内心では苦痛で逃げることばかり考えてしまうようです。

何事も中途半端で意志の弱い自分を、何とかしなければと反省する気持ちも強いのですが、立ち上がり焦って全力疾走してはまたつまずいて転ぶというようなことを、今でも繰り返しています。

18 歳までは、両親と 2 人の妹の 5 人家族で暮らしました。父親の仕事で、20 回くらい地方を引っ越しました。父親は、最近年を取って人当たりが良くなりましたが、昔は仕事人間で子どもには怖い存在でした。

母親は、家事全般にだらしなく、浮気をしていた時期もあります。父親のたびたびの転勤は、大学を出ていないからだという不満を持っていました。

そのために、私たち子どもは、なにより学校の勉強が優先でした。

幼少時には、内面は幼いのに長女として大人扱いされていて、期待に添うよう無理をして振る舞っていたと思います。転校も多く、周囲の関心を得ることばかりに心を砕き、本当は自分がどうしたいのか分からなくなっているのは、このころから変わらないように思います。

はた目には不自由のない環境でも、いつも寂しさを抱えていたことを、今さら誰かのせいにするのはみっともないと分かっているのですが、つまずくたびに当時を恨めしく思ったり、これまでの自分のふがいなさを数えては、乗り越えるどころか、同じことで何度も自分を痛めつけてしまいます。

その後、私は大学進学のため、18歳で上京して1人暮らしを始めました。その後、妹たちもそれぞれ同様でした。私は、実家を出ることが目的だったのでせっかく入った大学に間もなく興味が薄れ、また経済的にも苦しかったので、アルバイトで自分の居場所を見つけ（たと思い）、そのころには2歳上の人と同棲もしました。

その人は親に捨てられ、施設で育った後、自立していた人で、同年代の大学の男性に比べると、はるかに大人であると思えました。私はこの人と暮らしている間、主婦のように家事をしていました。この生活は先行きが不安になり、3年目に終わりました。

私は2年次で休学していた大学を中途退学し、もとより好きだったデザインの勉強をしようと専門学校に入学し直しました。同棲を解消することを条件に、親に費用を負担してもらいました。2年後に専門学校を卒業し、就職したのは都内の中堅の不動産会社でした。親への引け目からか、お給料の額と住居の心配がなさそう、ということで決めました。

就職当時がバブルの最盛期で、初めは華やかなOL生活でしたが、その後会社の業績が悪化するにつれ、社内の人間関係も荒れていき、4年後に体調を崩して退社しました。

そのあと別の企業に就職し、2年半くらい勤めて結婚を理由に退社しました。

現在の夫は2歳上で、私の古い友人の、ご主人の古い友人ということで知り合い、半年くらいつきあって結婚しました。夫も両親と姉のいるサラリーマン家庭に育ち、私との結婚においては何の障害もありませんでした。

結婚の後、今度は夫の転勤で引っ越しを繰り返しました。どうせ転勤があるから…という思いがあり、正社員にはならず、目についた間に合わせのパート勤務をする主婦でいました。

経済的には、夫が生活には十分な給料を得てくれていました。財産はありませんが借金もなく、とても穏やかな暮らしでした。このようにして5年間が経過しました。

結婚当初よりセックスレスでした（あっても私には一時しのぎの安心や慰めになりそうで、これは私の苦しみとは別のものと思っています）が、子どもをどうしようかという年齢にもさしかかり、何か日々、生きている実感がないことが寂しくて、いろいろと思い詰めたあげく、2年半前に家を飛び出し、1人暮らしを始めました。

これは、たまたま人との出会いや偶然も重なったのですが、自分を「生き直す」には最後のチャンスと思えるような偶然の流れに、勢いで思い切って乗っかってみた、というような感じでもあり、なにもかもやけくそですべて投げだし、ともかく逃げ出したい一心で、ということでもありました。

もちろん別居は私からの一方的なもので、親や夫の転勤に付き合うのではなく自分で選んだ場所で暮らし、人任せの人生を変えたいから、とか、女性の仕事としての子育てに代わるような一生続けられる仕事を見つけたいから、などを理由にあげましたが、本当は、真面目で優しい夫の結婚相手は私である必要はなかったとの思いにとらわれ、申し訳なく、息苦しい生活から逃げ出してきたのだと思います。

選んだ先は、身よりも知人もない、住むのも初めての関西圏でした。ここで今、伝統工芸の仕事にどうにかありついて、なんとか1人暮らしています。ビンボーしていることが、唯一以前より、生きている実感があるかもしれません。

離婚届は、未完成のまま、話自体も棚上げになっています。時々、主人は出張の途中で関西に立ち寄り、一緒に食事などしますが、彼は私を責めるようなことはひと言も言いません。でも、戻って来いとも言いません。彼は、私でなければだめだとも言いませんが、他の女性と付き合う気持ちもなさそうです。

こういった状況…つまりは、私は私自身の意志でどんな生き方でもできる、現に身内にも心配や迷惑をかけつつも、今は気ままな1人暮らしをしているというのに、先にも書きましたように、まったく不安定な気持ちを抱えて少しも楽しめない日々を送っているのです。

「開いている自分」と「閉じている自分」という言い方がありますが、まさに、開いている時の私は前向きで快活で、人付き合いも仕事も順調で、すべてのことに感謝の気持ちでいっぱいの日々を送りますが、ささいなきっかけで（それがわからないことも多いです）「閉じる」と、全てを拒否して引きこもりに近い状態になります。

これが休養や充電の時期ととらえられればよいのですが、その「閉じ方」がゼロで済まずに、マイナスまで徹底的にすべて破壊してしまうような勢いなので、これを繰り返して一歩も成長できず、何も身に付かずに年齢だけを重ねてしまっています。

本当は死んでしまいたいくらい寂しくて寂しくて、何にも集中ができません。「閉じる」時の激しさに比べたら、日常のこれが好きとかあれがしたいとか、思い続ける力が持続しません。あやしい宗教でも何でもいい、迷わず信じ続けられるものがある人をうらやましくも思います。

何か救われる道を探し求めていますが、現状の自分ではダメなのがわかっているだけで、この先の理想の自分というのも思いつきません。これはやはり、自分だけの問題で、自分自身で納得して解決しなければならない性格やクセのようなものなのでしょうか。それとも、精神的な病気で、治療にかけられる種類のものなのでしょうか。2人でも、1人になっても、どこでどうして暮らしていても、不器用で寂しくて仕方のない私に、何か生きていくヒントはあるでしょうか。いい大人になって甘えるなと強く叱って欲しい気もします。いっそのこと「躁うつ」とか「分裂病」とかいうのでしょうか、病名を付けられたら「治る」道もあるようで安心できるような気もします。

振り子のようにフレて落ち着かない自分にあきれ、ほとほと疲れ切ってしまいました。

Answer

――太宰治『人間失格』との対比

あなたのこのご質問を読んで、私がまず、最初に思い浮かべたのは、太宰治『人間失格』です。

この小説は、現在あまり読まれないかもしれませんが、私はまわりの友人に薦められ、中学1年生のときに手に取りました。次のような有名な文章で始まります。

「恥の多い生涯を送って来ました。 自分には、人間の生活というものが、見当つかないのです」

葉蔵という名家出身の美貌の少年が、次第に崩れ行く自らの人生のさま〔自己韜晦（とうかい）し、女を渡り歩き、自分もそして自分に関わる人々をも貶（おとし）め、やがて彼自身のいう“狂人”となっていくその過程〕を、きわめて自虐的に告白していくような体裁で綴られています。

そして最後の文章は次のようなものです。

「いまは自分には、幸福も不幸もありません。ただ、一さいは過ぎて行きます。自分がいままで阿鼻叫喚（あびきょうかん）で生きて来た所謂（いわゆる）「人間」の世界に於いて、たった一つ、真理らしく思われたのは、それだけでした。ただ、一さいは過ぎて行きます。自分はことし、二十七になります。白髪がめっきりふえたので、たいていの人から、四十以上に見られます」

太宰の『人間失格』との類比はともかく（次第に明らかになります）、ひるがえってあなたの半生を見渡すことにしましょう。

――“調和”と“逸脱”の繰り返し

まず家族の事情について。

仕事人間で自宅に不在がちの父、家庭を省みず、それでいて子どもに愚痴ばかりこぼす母。あなたは、長女として幼いころから、この家族の

“かすがい”のような存在だったのでしょう。

このような調整的役割を、いろいろな場で期待され、それにことごとく応じようとしてきたあなた。しかしいくら頑張っても、あなたの“子どもの心”は癒されず、あなたのうちには寂しさが沸き起こるばかり。18歳で家を出たのは、必然的な選択でしょう。

その後、学ぶ興味を失い、同棲を経験するなど、きまじめ人生から軽く“逸脱”します（この後も、“調和”とそれを壊すような“逸脱”という行程を繰り返します。これは先に示した『人間失格』の葉蔵の人生でも特徴的です）。

そして大学生活をリセットし、好きだったというデザインの勉強をしようと一念発起。ここで同棲を解消することを条件に、親に費用を負担してもらうことになるわけですが、“せっかく”家を飛び出したのに、またあなたの人生が親の管理下に置かれるようになってしまいます（これが、あなたの虚無感・脱力の背景となっています）。

それから、就職・結婚と、波乱のない“人並み”の道筋をたどります。あなたは夫に対し、表面的には何の不満も持っていないようにみえますが、あるとき、何もかもかなぐり捨てて出奔（夫には行方を告げていた？）します（これが、2度目の“逸脱”になります）。

＜本当は、真面目で優しい夫の結婚相手は私である必要はなかったとの思いにとらわれ、申し訳なく息苦しい生活から逃げ出してきたのだと思います＞もっともらしい理由なのですが、これは“私の結婚相手はこの夫である必要はなかった”というあなた自身の思いの裏返しだろうと思われます。

このように自らの思いを、相手に仮託して感じることを、「投影性同一視」といいます。

＜何か日々、生きている実感がないことに寂しくて、いろいろと思い詰めたあげく、2年半前に家を飛び出し1人暮らしを始めました。これは、たまたま人との出会いや偶然も重なったのですが、自分を「生き直す」には最後のチャンスと思えるような偶然の流れに、勢いで思い切って乗っかってみた、というような感じでもあり、なにもかもやけくそですべて投げだし、ともかく逃げ出したい一心で、ということでもありました＞

このあたり、あなたには何か煮詰まった思いがあったのかもしれませんが、外から見る私達からすると、あまりに唐突である印象が拭えません。

――夫との不思議な関わり

一方、このことについて夫はどう思っていたのでしょうか。

＜時々、主人は出張の途中で関西に立ち寄り、一緒に食事などしますが、彼は私を責めるようなことはひと言も言いません。でも、戻ってこいとも言いません。彼は、私でなければだめだとも言いませんが、他の女性と付き合う気持ちもなさそうです＞

あなたと夫、なんだか不思議な関わりです。“なんだか不思議な関わり”というのは、これほどの仕打ちをしても、あなたは夫から責められないこと、そして、なぜかあなたも、夫に対しほとんど罪の意識を持っていないことを指しています（これも『人間失格』の葉蔵に通ずる点です）。

夫は、あなたのこのような無軌道にみえる生き方を尊重するほど度量が広く優しい人ともいえそうですが、同時に、あなたを強引に自らのもとに手繰り寄せようという気力に乏しい弱力型の人物だともいえるかもしれません（おそらく、どちらの見方にもある程度妥当性があるでしょう）。

結婚当初よりのセックスレスも、同様の理由が考えられます。

――あなたの前には、誰もいない

ところで、あなたが夫に対し、罪の意識をそれほど持てないのはなぜでしょう。それは、これまで非常に傷ついてきているあなたが、夫にも応分の傷つきを求めるからでしょうか。

それとも夫の存在自体が、この寂しさの原因の一端をなしており、夫が妻であるあなたのわがままに耐え、配慮しつづけることは、あなたにとって当然といえるからでしょうか。

はたまた、あなたが耐えがたい寂しさに圧倒され、夫を慮（おもんぱか）る気持ちを持つ余裕がないからでしょうか。

いや、一番の理由は、このような他者との関係性の手前のところにあるのではないでしょうか。あなたには夫が見えていないのです。夫だけではありません、実は誰も見えていない。すなわち、あなたの前には“他者が不在”だということです。

これはどういうことでしょう。だってあなたは、これまで普通に他者と社会生活を営むことができてきたというのに。あなたは一見他者とそつなく関わることができているようですが、本当のところ、それは表面的なものでしかありません。

＜本当は死んでしまいたいくらい寂しくて寂しくて、何にも集中ができません。「閉じる」時の激しさに比べたら、日常のこれが好きとかあれがしたいとか、思い続ける力が持続しません＞

あなたの寂しさは、そばに人がいるはずなのに、その存在の実感がまるで伴わないことに起因しています。本当に誰もいないときに感じるあたりまえの寂しさなんて、これに比べたらまるで問題になりません。

“「閉じる」時の激しさ”とは、“他者との関係性に根ざしていない空疎な自分というものに、真っ向から向き合うことへの怖れ”とでも言い換えられましょうか。

＜こういった状況…つまりは、私は私自身の意志でどんな生き方でもできる、現に身内にも心配や迷惑をかけつつも今は、気ままなひとり暮らしをしているというのに、先にも書きましたように、まったく不安定な気持ちを抱えて少しも楽しめない日々を送っているのです＞

自由で気ままな生活を楽しめるためには、その背後に他者からの制約・束縛が前提にならなくてはなりません。そうでなければ逆に、自由があなたを苦しめることになります。

<あやしい宗教でも何でもいい、迷わず信じ続けられるものがある人をうらやましくも思います。>

このようにあやしい宗教に帰依するということは、非常に分かりやすい形での、“他者からの制約・束縛”の導入です。しかしこのようになるためには、“いつか自分らしさというものを発見して、幸せになれるはず”と無邪気に信じられるオプティミスト（楽観主義者）でなくてはなりません。

あなたは宗教に幻想を求めるには、あまりにも“覚醒”しすぎています。

――寂しさに耐えてきた強靭な精神

こんな“救いのない”あなたに、何かよき処方箋はないのでしょうか。

残念ながら、これは精神科の病気とはいえませんし、あなたの寂しさにまぎらわす効果のある薬物も存在しません。

しかし、ひとつどうしてもお伝えしておかねばならぬことがあります。それは、この寂しさに耐え忍んできたあなたほど、強靭な精神を持つ人はそうそういない、ということです。

<いい大人になって甘えるなと強く叱って欲しい気もします>

あなたほど甘えからほど遠い人を、誰が叱るもんですか！　むしろ誰かに甘えることができるようになる、ということはあなたの遠い目標にするといいでしょう。

それから、ほんのちょっぴりの自己陶酔も（あなたになくて、太宰にあるのは、この自己陶酔かもしれません）。

すぐには無理でしょうけどね。

あなたは、自分のたどってきた過酷な精神の遍歴に、もっと“自信”を持っていい。これほどの体験をしたのだから、心の痛み・苦しみは、誰よりも分かるはず、と。唯一この点（心の痛み・苦しみの共感）において、今後あなたは“他者”を獲得することができるでしょう。
　そこが、これからのあなたの出発点になるに違いありません。

克服・治療体験記　2-1

「通い始めて 1 年ほど経って、イベントに "色" が付き始めました」

ゆいこ さん（仮名）
治療開始年齢：29 歳

2 年ほど前から、摂食障害であいち熊木クリニックに通院しています。

私が体重に振り回されるようになったのは、10 歳頃で、母に痩せるように言われたからです。母は基本、子どもに興味がない人でした。この時痩せるように言ってきたのは、おそらく娘の体重が健康的に良くないと他から指摘され、それが親の立場として恥ずかしいからでした。私は今息子がいますが、息子に対して母のような対応をしてしまうことが、とても嫌で恐ろしいです。

当時家の食事は主に、肉と炭水化物で、母は痩せろと言う以外協力するわけではないので、私は食べないダイエットをしました。覚えていませんが、あっという間に体重は減り、46〜7 キロあったのが、40 キロほどになりました。周りの子たちが、心配してくれました。私の中身は同じかむしろ不安定なはずでしたが、太めの私より細い私に人は親切でした。今でもこの時の印象が大きく、体重が増えることが怖いです。

母はこの頃には、体重を気にして食べない私に苛立っていた気がします。これ以降はとにかく体重が全てになり、給食はもちろん、水分もギリギリまで控える日々でした。

中学 3 年生の頃、不登校になりました。体重を維持しつつ良い子でいることが、不可能になる時期でした。ある日友達と帰宅中に、みんなはお母さんがふざけて抱きついてくる。という話になりました。

驚きました。**①自分は、母や父に抱きしめられる事なんて記憶にも日常にも無いこと、それが私はとても寂しいことに気付きました。この**

頃、食べ吐きが始まりました。

きっかけは、気持ち悪くて戻したことです。あっという間に、、_なりました。

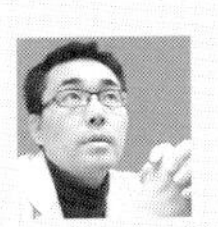

①摂食障害に罹患する全員ではありませんが、両親から愛情を受けることができなかったことが病気の理由だという患者さんは一定数います。とりわけ、愛し方がわからないお母さんの影響を顕著に受けている場合がある。あなたの発症の引き金となったのは、この愛情欠如だと考えられますが、その気づきの時はこのように一瞬であることが少なくありません。

初めて病院に相談したのはこの頃ですが、病気についてアドバイスや投薬はありませんでした。そのうち、その病院には行かなくなりました。高校は近所にたまたま不登校を受け入れる普通科があり、入りました。食べ吐きはありましたが、なんとか卒業しました。卒業後くらいに、食べ吐きが治りました。

専門学校に入学して、これまでを取り返す気持ちで頑張りましたが、1年ほどで食べ吐きが前よりひどくなって始まり、中退しました。ある朝どうしても着替えられなくなり、行けなくなりました。今思えば、自分は悪く、周りは良く見えており、休まず頑張らないと不安でした。休むことができていませんでした。結果、動けなくならなければ、止まることはなかったと思います。

それから、引きこもっていました。昼夜逆転して、お風呂も滅多に入れず、食べて吐くだけの日々でした。

死にたい、と思っていました。

そのまま1～2年ほどして、髪が抜けて確実にボロボロになっていく自分を感じながら、こうして動けなくなって病気になっても、自分は勇気が無いからそのまま生きているだろう。それだと嫌だし、妹は可哀想だな、と思いました。

私は両親、特に母に対しては恨みの気持ちがありましたが、妹には申し訳ない気持ちがありました。その時から何故か、食べ吐きをやめることができ、自分なりに外に出るための努力をしました。

まずは、食べ吐きをやめたことで空いた時間を、漫画でもゲームでもいいので、埋めるようにしました。その後1年ほど、毎日8時間英語の勉強をしていました。理由は、最初に出かけられるようになったのが古本屋で、安く参考書が買えて、時間を消費する内容としては罪悪感も感じにくかったからです。朝起きて、父のお弁当を作った時期もありました。スキンシップを欲していたので、母に毎日寝る前に、抱きしめてくれるように頼みました。お互いぎこちないながらも、これはかなり効果がありました。

この時は干渉せずに置いてくれる両親に感謝しつつ、母との相性が悪いことを受け入れつつあり、早く距離を取りたいと思っていました。いつか自分の家族を持ちたい、と思っていました。

生活リズムが整ってきたので、働くことにしました。

はじめてのバイトは電気屋さんで、ここは合わずに必要以上に痩せて生理が止まったので、辞めました。私は長年体重を気にしていましたが、子どもは欲しかったので、生理が止まる事は避けていました。

すぐに別のバイトを見つけました。売店の売り子で、その後すぐに東日本大震災が起きました。仕事は休みになり、眠れなくなりました。

私は小さい頃からお嫁さんになるのが夢で、このまま恥ずかしくない自分になるまで頑張って、そうしたらいつか自分の家族を、と思っていました。でもこの時、今回みたいにいつどうなるかわからないし、いつかでなく今動こう、と決めました。

その後夫と出会い、2012年に結婚しました。この頃、食べ吐きがごくたまに出るようになり、辛くて精神科にかかりましたが、特にアドバイスなどはありませんでした。摂食障害の本など読んで、なんとか過ごしました。1年ほど悪化せず落ち着いていたので、悩んだ末に1人だけ子どもを持つことにしました。この時は、今まで人にはできるだけ隠そうとしていた、食いしん坊で心配性でおしゃべりな自分、を意識して受け入れたら楽になった記憶があります。

2014 年に息子が生まれ、2015 年に A 県に越して来ました。慣れない育児でキツく、知らない土地で過食の頻度が増えました。自分だけではもう無理だと思い、再び病院にかかることにしました。私はいつもネットや本に助けられていましたが、そこに限界を感じていました。

はじめに A 市内の近い精神科に問い合わせたところ、「摂食障害は診られない」と伝えられました。少しショックでしたが、誠実に感じました。これまで病院に相談して、大きく状況が変わったことはありませんでした。ただ、もう一度調べることにしました。

その時見たのが、あいち熊木クリニックの HP でした。これまで病院 HP は、摂食障害については同じような文が多少載っているくらいでした。でもあいち熊木クリニックは、摂食障害についてはじめて読む内容が長文で載っていました。こちらで診てもらいたい、と思いました。

その時に、熊木先生から聴いた身体感覚と自尊感情の話は、新たなヒントを欲していた私にとって、とても良いアドバイスでした。これまで本やネットで、摂食障害の原因は母親との関係の悪さ、自己肯定感の低さ、などの事柄は、よく目にしていました。実際その通りでしたが、母親との関係は変わらない、自己肯定感はすでに低い私は、これから具体的にどうすれば良いのか？　はわかりませんでした。これまで、母親にそれを伝えても何も好転しなかったし、自分で自分を褒めるにしても、この状況でどうやって？　としか思えませんでした。

②私は暑い時寒い時、自分で判断して冷房や暖房を入れるのが苦手で、でも毎年体調を崩したりしていました。子どもが生まれてからはそれだとまずいので、温度計を見て判断していました。先生から「それが身体感覚の鈍さだ」と教えてもらいました。

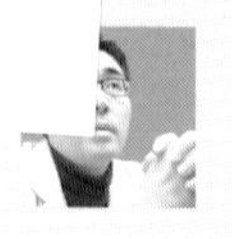

②これは私が言う「身体感覚の鈍さ」に根ざしていると言えますが、そもそもあなたがわがままを言うことができないのが根底の原因でしょう。すなわち、身体感覚を働かせるためにも、ある程度の自尊感情がなくてはならないのです。

私にとって、夏や冬は暑くて寒くて当たり前で、冷暖房は耐えられないほどの時につけるもので、快適に過ごすためにつけるものではありませんでした。多分、暑さ寒さだけで無く、他のこともそうでした。ギリギリまで頑張るものでした。でも、それは自分を大切にすることからは、かなり離れていました。結果、身体感覚は鈍くなっているようでした。自分を大切にしたくても、感じられないのでは難しいな、と思いました。

身体感覚を取り戻すには、自尊感情こそが大事だと自覚したので、常時発動していた“私にはもったいない”は減らすようにしました。お風呂が冷めていたら、自分が最後でも温めて。歯磨き粉も一番安いのではなく、調べて良さそうなのを買いました。すると、お風呂の時間と歯磨きの時間が嬉しくなりました。

化粧品も 100 均はやめました。服も、自分がもうくたびれたなと思ったら、処分しました。多少派手でも個性的でも、好きな服を着ました。体型以外の美容に、興味が出てきました。食品も食べたい方が少し高くても、買うようにしました。大切に食べるし、満足感も上がりました。

投薬は、当時授乳中だったので、漢方を処方してもらったのですが、安心して飲めたのはとても良かったです。現在 2 種類の漢方を処方されていますが、特に副作用などは感じていません。

2 年通っていると、度々悩みも出てきて、勇気を出して先生に話すと、先生は毎回、私の悲しい気持ちや辛さを肯定してくれました。**③いつも「こんなことで悩む自分がおかしいのだろうか？」と、悩むことに対して自信が無かったのですが、先生が肯定してくれるうちに、素直に嫌な事は嫌で良いんだな、と思えてきました。人に気持ちを否定されても、**

反論できる頻度が増えました。

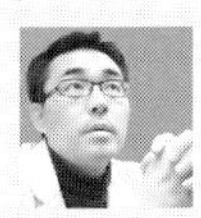

③悲しさや不快さに気づき、それを素直に表現できるようになることは、自尊感情を持ち上げる第一歩といえます。相手の主張を一旦受け入れ、自分の主張とすり合わせることができるようになってきたあなたは、ずいぶん成長してきているといえます。

通い始めた頃は毎日が苦しくて、朝が来るのが怖くて、季節のイベントも母親としての役目も重荷でした。あとどれほど頑張らないといけないのかな、と思っていました。過食の悪化と食べ吐きの再発に、怯えていました。

通い始めて１年ほど経って、④イベントに“色”が付き始めました。桜が綺麗で何度も見に行ったり、藤の花が見たくなって時期を調べたりしました。

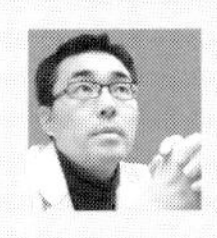

④とても面白いご指摘です。自らの欲望を抑止する過程で、きれいなものがきれいに見えなくなっていたというのは、驚くべきことです。

生活リズムを整える気力が湧いて来て、朝が嫌いではなくなりました。苦しくても食べるなんて苦しいから嫌だな、と普通に思えるようになりました。まだまだ周りの手助けは必要ですが、続く日々は確実に楽になっています。⑤最近急に、昔の私はとても頑張っていたなぁ、と思い返しました。これまで、そんな風に感じた事はありませんでした。当時の私は、勉強や人間関係などいろいろ頑張りたかったのに、食事もろくに食べられなくて、頑張っても頑張っても自分に否定されてばかりでした。“自分が敵”なんてきつかっただろうな、と思います。

⑤過去の自分をいとおしむように振り返ることができるならば、この治療の目標まであと1歩です。そもそもあなたは、自分の今ある姿を少し引いたところから見ることができていました。このように自己を客観視できる人は、この治療において大きな成果を得やすいでしょう。

今の私だったらきっと助けられるけれど、過去には戻れません。なので今の私は、今の自分をその分大切にしたい、と思います。

もし今摂食障害でも、家族やお母さんがいろいろそのことについて勉強したり、病院に着いて来てくれる人はきっと良くなる、と思います。

また、家族やお母さんには理解してもらえなくても、1人で何とか治したいと思っている人もきっと良くなる、と思います。なので1人で悩まずに、どうか病院に行って欲しいです。

克服・治療体験記　2-2

「あんなに嫌だった夏も、そんなに嫌ではなくなりました」

ピッチー さん（仮名）
治療開始年齢：16歳

私が自己臭を気にするようになったのは、中学2年生の夏です。私はその当時、運動部に所属していました。汗をかくことがとても多く、汗の臭いを消すために、シトラスの香りがする少し匂いがきつめのボディウォーターを使っていました。

その日は朝部が終わって着替え、そのボディウォーターをつけて、教室で自分の席に座っていました。すると私の後ろの席の男子が、去り際に「くっさ」と言ったのです。その瞬間は「ボディウォーターをつけすぎたかな」と思い、そんなに気にしてはいませんでした。しかししばらく経ったある日、その日は部活の試合の日でした。私が応援していると、私の後ろの方で、同級生１人と後輩３人が何かをささやいているのが聞こえてきました。耳をそばだててみると、「○○（私の名前）先輩って臭う」というような内容でした。

私はその時、「私って臭いんだ」と思い、頭が真っ白になりました。しかし、今まで言われたことないのに、急に体臭はするものなのだろうかと思い、いろいろ考えた末、私の家族が使っている洗剤に原因があるのではないか、と思い始めたのです（体臭だと思いたくなかったのです）。

私の母は環境にやさしいものを使うことが多く、衣服を洗う洗剤も独特な匂いがするものを使っていました。その頃は臭いで悩んでいることを母に打ち明けられず、１人で悩んでいました。「友達に臭いと言われた」なんて言えず、ただ率直に「洗剤を変えてほしい」ということだけ伝えましたが、私の悩みを知らない母は洗剤を変えてくれませんでした。

我慢して１カ月ほどたちましたが、私の悩みは消えませんでした。**①この頃から他人が鼻をすすったり、鼻を触ったり、咳払いをするのを気にするようになり、「自分の臭いが周りの人を不快にさせ、迷惑をかけているのではないか」と思い始めました。人とすれ違うのが怖いのです。**

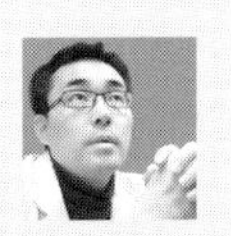

①自己臭恐怖症にせよ醜形恐怖症にせよ、自分の体の何ものかが周りの人に迷惑を与えているのではないかという強い思い込みが、主たる精神病理です。自分に接近した他者がなにがしかの行動をとったとき、そこに過剰な意味をかぎとって恐怖を覚えてしまう。最初のうちは、そんなはずはないと自らその感覚を否認するのですが、次第に否定することができなくなってしまう。それは時に、

妄想レベルにまで発展してしまうのです。

すれ違った後に鼻を触っていないか、振り返ることも多くなりました。気にすればするほど、他人のしぐさが自分に向けてのものだと思い始めます。体臭を気にして、乳製品や肉・辛い物を避けたりしてみましたが、一向に良くなる気はしませんでした。

私は、もう思い切って、体臭で悩んでいることを母に伝え、改めて洗剤を変えてほしいということを伝えました。母は「体臭なんてしないのに」と言いながらも、ようやく洗剤を良い匂いのするものに変えてくれました。これで少しは気持ちが楽になるかな、と思いました。

しかし、私の他人に対する過剰意識は消えず、ますます臭いに恐怖を抱くようになりました。教室や部室などの人が集まる空間、電車やスーパーなどに入るのが怖くなりました。

この頃私は、中学３年生。

ついには、自分の臭いを気にするあまり、幻嗅が起こるようになります（今となっては幻嗅と言えることができます）。

②幻の臭いということに気づかず、本当に自分の体から嫌な臭いが出ていると感じ、恐怖はさらに増していきました。すると「臭いの悪循環」が起こるのです。＜体臭を気にする→幻嗅が起こる→さらに体臭を気にする→幻嗅が強くなる＞というものです。そして、他人が発する言葉が、すべて自分の悪口を言っているように聞こえ、（それは幻聴だったかもしれません）自意識過剰でした。

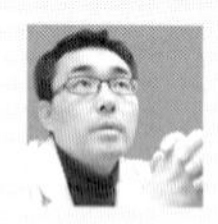

②このような「臭いの悪循環」の真っ只中にいる時、それを客観視して幻覚だと捉えるのは非常に難しいことです。一方で、誰の指摘も受けず自ら幻覚だと認識できるようになるなら、それはもう治ったも同然です。

この頃は本当につらかったです。

私はもともと明るい性格だったのですが、この頃家ではとても暗かったそうです。しかし学校では、明るくふるまっていました。毎日学校に行くのが、とても憂うつでした。でも「学校を休めば陰口を言われるのではないか」という恐怖に駆られ、頑張って通っていました。

しかし時は過ぎ、いよいよ卒業の時がやってきました。私は、悲しい気持ち30パーセント、嬉しい気持ち70パーセントでした。高校生になって環境が変われば、少しでも良くなると思ったからです。

しかしいざ高校生になっても、気持ちは全く変わりませんでした。むしろ、また「臭い」と言われたらどうしよう、という思いが強く、やはり「臭いの悪循環」が始まってしまいました。そして我慢しながら、高校一年生の夏が終わりました。

そんな頃、母が「自己臭恐怖症じゃない？」と言ってくれました。私は「そんな病気があるんだ」と思い、ネットでそのことに関して検索したところ、その病気の症状が私にぴったりと当てはまっていたのです。ネットでは、「心療内科に通うことで、その病気は改善される」と書いてあり、悩みました。心療内科に行くのは、少し抵抗があったからです。

しかし、この苦痛から解放されたいという思いが強く、ついに母に「心療内科に行きたい」ということを伝えました。母は了解してくれました。その頃、私の姉が別の病気であいち熊木クリニックに通っていたこともあり、そこで私も診てもらうことになりました。私の場合、自分に合う薬に出会うまで、3カ月ほどかかりました。最初は薬を飲んでもあまり心の変化はなく、むしろ「本当に治るのだろうか」という不安に駆られていました。

しかし、必ず自分に合う薬があると知りました。私はその薬に出会って、本当に気持ちが楽になりました。その薬を飲み始めて、まず私はこだわりがなくなったと思います。それまでは、**③ご飯を食べていて飲み込む時の音が気になったり、つばを飲み込む時の音さえ気になったりしていました。**

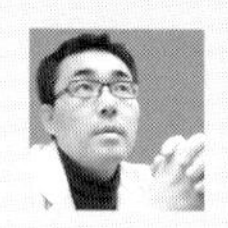

③自分の一挙手一投足が周りにいる人々に監視されているとしたならば、単に息を飲むことでさえ、とても苦しいことになります。

でもそういったことを何も気にしないで、ご飯を食べたり、つばを飲み込むことができるようになりました。それから、徐々に人とすれ違うことが怖くなくなりました。本当の自分を出せるようになったと思います。学校生活で何より嫌だった席替えも（「後ろの席に怖い人が来たらいやだな」と思っていました）、そこまで気にすることがなくなりました。そして、汗をかくことが怖くなくなり、あんなに嫌だった夏も、そんなに嫌ではなくなりました。人前で匂いを振りまくような行為（走ったりする）も徐々にできるようになりました。他人に対する恐怖心がなくなった、と思います。

私は、自己臭恐怖症という心の病になってしまいましたが、今ではなってよかったとも思うことができるようになりました。こうして、同じ病に苦しんでいる人の力になれたり、同じ気持ちになって考えることができるからです。**④この病気を知らない人は、「全然臭いなんてしないよ」「そんなこと気にしなくていいんだよ」など言ってくれますが、あまりそれは自分への励ましにはならず、むしろ気を遣ってくれているのかな、などと逆に不安になったりします。**

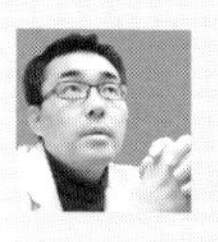

④他者がいくら理性的に否認してくれても、その感覚は決して覆らない。あなたの場合、臭いについてのこだわりという一点を除けば、すべて理性的に考えることができているのですが、根本の部分がなかなか揺るがなかったのですね。

でも私は、同じ病気の人たちに「私もそうだったんだよ。でも必ず治るんだよ」と、自信をもって言うことができます。治療中も、熊木先生に「今より楽になるから、どうか安心してください」などの心強いお言葉をかけていただいて、とても力になりました。

私が思ったのは、「辛いことを経験するほど、人は強くなり、人の痛みがわかるようになる」ということです。私は、本当にいい経験をさせていただいた、と思っています。

この病気は、必ず治ります。最初は信じられないと思います。でも、先生の言うことを信じて、希望をもって前に進めば絶対に治るので、不安もあると思いますが、心療内科に行ってほしいです。人生が変わります。

克服・治療体験記　2-3

「カミングアウトにはすごく勇気がいります」

もか さん（仮名）
治療開始年齢：20 歳

高校生の時に、過度なダイエットがキッカケで、拒食症になりました。その時も他院に通院しましたが、**①栄養補給剤を処方されるばかりで、当時カロリーが怖かった私にとっては、苦痛なものでした。**

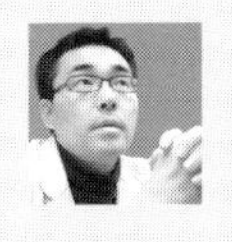

①拒食症治療では激しい痩せを伴うため、担当医は栄養剤や食欲増進につながる向精神薬をつい処方したくなるのですが、その場合少し考えなくてはなりません。命に関わるほどの痩せに対しては、緊急的に入院し、半ば強制的に栄養補給をしなければならないこともある。しかしそうでない限り、このような強制的治療は患者さんの激しい反発を招くことになり、結果として逆効果になってしまうことが少なくない。もともと痩せてきれいになりたいためにこの

ような病気が始まってしまったのですから、できる限りその思いを汲む必要があります。イソップ物語に出てくる「北風と太陽」という寓話が、そのヒントになります。強制的な栄養剤および薬物投与が北風とするならば、本人が自ら食べ始めるまで待つというのは太陽と言うことになるでしょう。

それから間もなく、過食嘔吐を繰り返すようになりました。社会人になって、家族に迷惑かけられないので１人暮らしをしました。その時も、食べては吐いての生活ばかりでした。

ある時、すごく好きな人に出会いました。一緒に遊んだり、もちろん食事をする回数も増えましたが、食べてる時も食への罪悪感や吐くことばかり考えてしまう、せっかくご馳走してもらったのに無駄にしてしまう自分が嫌で、それから過食嘔吐の治療しようと思いました。

摂食障害を専門に取り扱っている病院はなかなかなく、あいち熊木クリニックは私達にとって、とても通院しやすいクリニックでした。初診では、親身になって話を聞いてくれ、自分の気持ちを分かってくれているようでした。なかなか理解されない病のため、話に共感してくれる先生はとても信頼できました。

主に薬物療法で、最初はあまり変化がなくて、何度もやめようかと思いましたが、診察の度に先生が真剣に投薬量を考えてくださったり、調子を聞いてくださいました。信じて服用を続けていたら、過食嘔吐の回数がとても減りました。今でも過食嘔吐が頭をよぎったり、食べ物に関する抵抗がゼロになったわけではありません。でも、自分や先生を信じて、諦めずに治したいと思う気持ちが必要だと思います。

あと、周りの人の支えは大事だ、と思います。その後私は、症状も良くなり、今は前述した好きな人とも同棲しています。彼にも病は告白しました。理解してもらい、助けてもらっています。家族、友人、周りの人は理解してくれます。でも実際、**②摂食障害はなかなか理解されにくいことから、カミングアウトにはすごく勇気がいります。**

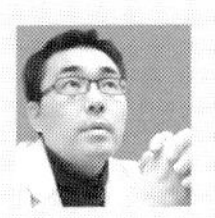

②摂食障害の問題は、単なるわがままとみなされたり、滑稽なこだわりだと揶揄嘲笑されたりすることが、少なくありません。そのため、せっかく勇気を持ってカミングアウトしても、かえって傷つけられることになり、その苦しみのあまり引きこもりのようになってしまう方もいる。なかなか出口が見出せないこの病気の難しさに寄り添ってくれる隣人がいるなら、患者さんは大変勇気づけられるでしょう。

それでもカミングアウトしてくれた人がいるのなら、家族や友人の方には是非、寄り添ってあげてほしいと思います。

克服・治療体験記　2-4

「自分ぐらい、自分のことを愛してあげてほしいし、優しくしてほしいし、守ってほしい」

つぶさん（仮名）
治療開始年齢：31歳

現在33歳の兼業主婦です。摂食障害歴は17年。

拒食から過食、過食嘔吐を経て、今はまだ波はありますが、だいぶ考え方が安定し、普通に食事をとれるようになりました。

主観的な見立てではありますが、自分はプライドが高く、比較的完璧主義、熱しやすく冷めやすい、人からよく思われたい、そんな人間です。

家族構成は父、母、兄、私の4人家族です。

私は幼少期から太っていて、成績も悪く、私にだけ意地悪だった兄を昔から蔑んでいました。また効率が悪く、子どもっぽく、放任主義の母親を、どこかで小馬鹿にしていました。唯一父は、私を大事にしてくれていることが伝わったので、大好きでした。

なんでこうなったのか、どこで間違えたのか、なんてわかりませんが、私は母親の愛情に飢えていました。そして私は、性格はとんでもなくいびつで、物事を斜めからしか見ることができず、小さいころから損得勘定で動くような子どもだったことも事実です。

また、大学に進学したもの、2 回休学の末に退学、そこから引きこもりのニート生活を経て、今は正社員として 8 年目を迎えます。人生の半分を、食や外見・体型に支配されて、悔やみきれない日々ですが、振り返りたいと思います。

◆～16 歳

幼少期からお菓子やごはんが大好きで、少しぽっちゃりした体型。体型は、私のコンプクレックスの 1 つでした。女性なら思春期になると「痩せたい、可愛くなりたい」と、多くの人が考えると思います。私も、その中の 1 人でした。適度に体型を気にして、たまにダイエット。昔から下半身デブでどうにかしたいとは思っていたものの、常識の範囲内での行動をとり、まわりを意識する日々を送っていました。

◆ 16～17 歳—ダイエットからの拒食期

高校 2 年生、16 歳。身長 158 センチ。

当時は友達の間で 50 キロを「大台」と呼んでいて、50 キロを超えたら「大台いったー」などと話していたので、なるべく 50 キロを超えないようにしていました。

しかし 51 キロになったとき、本格的なダイエットを決意します。朝ご飯と夜ご飯をドリンクに変える、置き換えダイエットでした。辛い気持ちよりも、痩せたい気持ちが勝っていたように思えます。

ある時、お風呂から出たら、自分の太ももが細くなってる気がしました。すぐに体重計にのると、46 キロになっていました。この時の感動は今でも覚えているぐらい嬉しく、私を高揚させ、破滅に導きました。

ここから、朝夜のドリンクは変えず、5キロのダンベル運動・筋トレ、雨が降ろうと台風の日であろうと毎日10キロのランニングを日課にし、昼は幼児が食べるような弁当を持っていくようになりました。お腹が鳴りながら寝ることに幸せを感じ、授業中も体重のことを考える日々を送りました。**①痩せると世界は変わって見えました。自信に満ち溢れ、毎日自分が中心に回っているかのように思えるような幸福感、人生最大のモテ期を経験し、自分が大好きでした。**

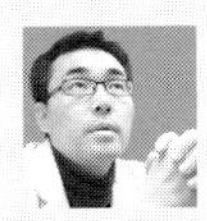

①痩せると言うだけでアドレナリンが出るためか元気ハツラツとなり、多幸感に満ち満ちるということが少なくありません。さらにはあなたが言うように、痩せることで非常にモテることがあるため、その充足感が忘れられず痩せることにしがみついてしまう。それゆえ、なかなか治っていかないのです。

当時は今ほどネット社会ではなく、「摂食障害」という言葉も知りませんでしたが、自分の食事や行動が普通ではないと思い始めていました。置き換えをやめ、朝はコーンフレークやヨーグルト、夕食はおかずのみ…といってもキノコやこんにゃくのようなものしか口にしません。カロリーが高そうなものは、見もしませんでした。日課のランニングはやめられず、お風呂にも汗をダラダラかくまでは出れませんでした。体重は38キロ、体脂肪は10パーセントを切っていました。

◆ 17〜18歳─過食期

1年がたち、17歳になりました。

通っていた高校は、住んでる地域では進学校でしたが、医学部等を目指す…とまではいかないレベルの高校でした。しかし私は、昔から薬剤師になりたかったので、受験勉強を早めに初めて、高3の夏の模試では希望学科でA判定がとれました。試験勉強にも精が出て、学校や勉強が楽しかったです。

ただ、受験にあたりどこの大学に行くか、これからどうしたいのか、親は何も聞いてきませんでした。自分で決めてやることなんだろうけど、その時は「なんで何もやってくれないの？　私に興味がないの？」と思ってしまったのです。

担任から「最近、体調大丈夫か？」と、声をかけられたこともよく覚えています。担任が私の体を心配してくれたことが嬉しかった半面、「母親は何も思わないのかな…」と悲しくもなりました。この頃から、朝目が覚める時間が早くなりました。勉強は朝していたので、効率は良かったです。しかし勉強より、朝起きてまず、朝ごはんを食べる喜びが増すようになりました。お腹が鳴っている状態で寝て、起きてご飯を食べて勉強。6時起きが5時起きになり、最終的には3時前に目が覚め、ご飯を食べて勉強する日々が続きました。

ある日も朝3時に目が覚め、いつも通りの軽食を食べます。まだ薄暗い部屋のリビングで、前日の鍋がコンロにおいてありました。いつもなら食べないのだけれど、どうしても食べたくて一口食べたら、その日から食べることが止まらなくなりました。

コーンフレークなんかじゃおさまらない。餓えていた体に栄養を必死でとり入れようとしてる自分は、もう自分で制御することはできません。食に支配され、泣きながら朝ごはんやお菓子を詰め込み、歯を食いしばりながら学校へ行く生活に変わりました。勉強はまったくできなくなり、制服は入らなくなり、学校に行けなくなりました。食べることしかできなくなり、38キロの体はほんの数カ月で55キロまで増え、皆が一番勉強に励む時期に、私は何もできず、ただただ泣いて食べることしかできませんでした。

センター試験の前日も過食をし、私はセンター試験に行けませんでした。「高校はこのままだと卒業できない」と先生方に言われましたが、ギリギリ卒業はできました。しかし、卒業式には出ませんでした。

第一志望の大学も受けることはできず、希望の大学からはことごとく過食で逃げました。まったく勉強できずブクブク太る自分が、情けなく惨めでした。それでもなんとか、すべり止めの薬学部にギリギリで合格でき、私は大学生になります。

◆ 18〜20 歳─大学入学、過食嘔吐

大学に入学し、遠い地で 1 人暮らしを始めました。

「生活環境を変えることが、摂食障害をよくすることもある…」という本からの情報を信じました。また、家族や知り合い、全てから離れてリセットしたい気持ちもありました。

入学当初は気持ちも高揚し、緊張しているので、過食はまったく起こりませんでした。ただ入学して 1 カ月過ぎた頃から、過食したい気持ちがフツフツ現れ、とまらなくなりました。そして家から出られなくなり、実質入学 2 カ月で大学には通えなくなり、実家へ戻ることになりました。絶対辞めたくなかったので、休学という選択をとりました。

実家に帰っても、過食衝動は止まりませんでした。そのまま引きこもり、過食するだけの毎日。早朝や夜に運動して、人と会わない生活を送り、体重は 67 キロまで増えました。急激に食べることに体がついていかなく、毎日体中の皮膚が痛くてたまりませんでした（現在ひどい肉割れが至る所にあります）。

もう自分は、このまま食べるのを止められないのだろうか？

そんななか、吐くことを覚えます。

「食べても吐けば、痩せられる…」

私は再び、41 キロまで体重を落としました。母親は淡々と過食のお菓子などを買い続けてくれ、家族は私が過食しても、過食嘔吐しても静観していました。

◆ 20〜24 歳─再入学、退学、リストカット、過食嘔吐

家族が「まだ復学は早い」と止める中、焦りで自分を見失い、再入学します。しかし、入学後 1 カ月でまた過食再発、過食嘔吐や友人関係、

異性関係で悩み、リストカットを始めました。精神的にも参り、入学半年でまた、家から出られなくなりました。実家に帰ることが嫌で、しばらくは１人で暮らしていて、当時お付き合いしていた同じ学部の男性の家に転がり込みました。１日中家から出ずゲームばかり、体力がなく過食嘔吐するからバイトは続かず、毎日過食嘔吐したり…。

彼に支えられながらも、病気に向き合うことはせず、「薬なんか飲んでても治らないじゃん…」という思いも芽生え始め、薬は飲んだり飲まなかったり…で、痩せてはいましたが、症状は全く変わりませんでした。

大学は当初休学していましたが、休学から１年経ち、「もう自分は通学できる状態ではない」と感じ、家族と話し合い、泣く泣く退学しました。

◆24〜26歳―実家へ、初バイト

彼氏の大学卒業により、実家に戻ります。当時の彼とは共依存関係になっていて、早く別れた方がいいとは思っていたけど、別れることがなかなかできませんでした。

私から彼をとれば、独りぼっちでした。

彼は私に依存し、また私も彼に依存していました。

しかし実家へ戻ったことを機に、少しずつ距離をおくようにして、結局別れることになりました。

実家に帰ってからも働くことはできず、家に引きこもっていました。

家にこもっているときは、自分的にノンストレスだったためか、拒食に近い状態で食事は“安定”していました（過食で食事で苦しむことがなかったので“安定”という表現ですが、摂食障害が安定していたわけではないです）。

誰かから愛されたい、必要とされたい、という気持ちが膨れあがり、出会い系でかまってくれる人を探したこともあります。母親からの愛情を欲していましたが、母は私に、目に見える愛情を与えてはくれません

でした。単純に「可愛いね、愛してるよ、味方だよ」という言葉だけでも救われるのに、私の気持ちは理解されませんでした。さらに、「自分も母親（私からすると祖母）から愛情をもらっていないんだから!!」という逆切れまでされました。（現在、母と母の家族とは絶縁状態です）

母にかまってもらいたく、母親の前で腕を切ったこともありました。**②今思えば、母は私を愛していないわけではなく、愛し方がわからなかったのだと理解できます。しかし当時は、「母を憎みながらも、母の愛を欲しがる…」という矛盾を、心のうちに抱えたまま苦しんでいました。**毎日が虚しく悲しい。

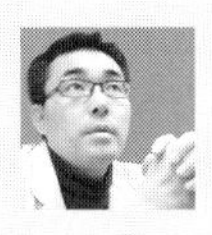

②このような相半ばする愛憎のことを「アンビバレンス」と呼びます。あなたが言うように、母自身があなたの愛し方がわからないとするならば、あなたの母へのこのアンビバレンスはずっと宙をさまようことになります。それが、苦しみの大元なのかもしれません。

自分1人、世の中から取り残されたような感覚に陥り、毎日淡々と、昼夜逆転の生活を続けていました。お金は当然ないので、短期のバイトや派遣、夜のバイトをしながら小銭を稼ぐ生活。少し長くバイトをすれば、すぐ過食や過食嘔吐で仕事ができない状態になり辞める…ということを繰り返しながらも、一度過食嘔吐しながら半年バイトが続いたこともありました。当時、「バイトじゃなく、正社員を目指せ」と知人からの激励もあり、50通以上の履歴書を書き、初めて就職活動をしました。

◆26～31歳―初めての正規雇用

正社員として、初めて採用されます。

私は小さな会社に就職できたのですが、社長は私の学歴を気に入ってくれたようでした。だから、かなり期待されていたのです。同時期に、商業高校卒の1つ年下の女の人も採用されていました。

私は、初めての正社員。社会人として今まで何も経験してこなかったツケが、まわってきます。電話もろくに繋げない、メモをとれない、何回聞いても理解できない、ミスが多い…。同僚は、高校を卒業してからもバイトや派遣で社会人として生活していたため、全てにおいて私よりスムーズに仕事をこなし、仕事に慣れていきました。

期待に沿えない自分が情けなく、同僚よりできない自分が恥ずかしく、毎日帰っては泣き、土日は死んだようにただ眠っていて、毎日仕事を辞めたいと思っていました。過食しても、過食嘔吐しても、仕事にはなんとか行き、失敗し、自分を恥じる…そんな生活を送っていました。

仕事をはじめ3年程経って、ようやく仕事に慣れてきて、毎日仕事に行くことが普通になってきたものの、過食嘔吐は変わらない日々。極端に食べなくなったと思えば、また過食三昧。太ってきて、過食嘔吐してまた減らす…。最高で週5日は、過食嘔吐していました。仕事をしている以上、私は自分を同僚と比べてしまうことになり、それで毎日落ち込み、心の隙間を食で埋めていました。

◆31歳～—あいち熊木クリニックとの出会い

正社員として5年も働けば、だいぶ要領よく働くことができるようになりました。当時は、週2～3回過食嘔吐をする日々でした。旦那に隠れながらする行為は、精神的にも体力的にも自分を追い詰めました。血を吐いたこともあり、苦しいながらも迷惑はかけられないので、会社には絶対行きました。過食嘔吐が辛くて、「辛い」と吐露すれば、旦那に「自業自得でしょ」と返される日々。理解できない病気だとは思いますが、誰にも相談できない日々は、私を追い詰めました。

「もう1人では難しい。10年以上病気を放置して諦めてしまって。もう治らないかもしれない。でも最後に、きちんと病院に通ってみたい。自分自身、もう一度病気と向き合わなければ」と思うようになり、改めて病院探しを始めました。そして、摂食障害について学ぶために、再度本を読むようになりました。

私にとって病院とは、薬をほぼ無料でくれるだけの存在でした
院は商売だから、患者のことなんか考えていない」と思ったし、
特段の期待はもっていませんでした。

高校生で初めてかかった病院は、先生が一方的に話し、私の気持ちは理解されず、まったくもって時間の無駄だと思える所でした。大学時にかかった病院は今ではもらえないような危ない薬をすぐ処方したり、2～3カ月分まとめて薬をくれるような、いい加減な先生でした。3つ目の病院では、私が引きこもりだったため、母が代わりに薬だけをもらってきてくれました。半年以上通った病院はこの3つでしたが、このほかにも5つ以上の病院にかかったり、自助グループに参加したりしました。

最後にきちんと病院にかかるにあたって、摂食障害を専門としているところを、今一度真剣に探しました。あいち熊木クリニックのホームページを見たとき、私は初めて「ここは信頼できるかも…」と思ってしまったのです。

木目の落ち着いた院内、漢方もあつかっている点。最大にひきこまれたのは、熊木先生の病状に対する考えや熱い想いが、ホームページから伝わってきたためです。他の病院では、簡単な挨拶、症状についてただコピペしたかのように無機質な文章を羅列しているだけのところが多いのです。それを見て、「ここに行こう！」とは到底思えない中、先生自身の言葉でわかりやすく、かつ丁寧に書かれており、私は読みながら頷き、希望を持てたのです。

そこからあいち熊木クリニックとは、2年半お付き合いさせていただいています。

初めの薬で、嘔吐が少し良くなりました。回数を重ねるにつれて、嘔吐の回数は減っていきました。しかし今度は、過食嘔吐から過食に移行しました。吐かなければ、欲のまま食べるので、太っても仕方ない。ここを認めたうえで、「脳や心が安定していけば、食欲も少なからず収まるはず！」と信じ、食べていました。ある程度我慢はするものの、どう

しても我慢できないときは、通勤前や昼休み、仕事終わりに、コンビニやスーパーによって、2,000～5,000キロカロリーの食品を一気に貪りました。

「食べたいけど、太りたくない」この相容れない考えを何とかするため、食べても、せめて自分に優しくしてあげたい。それを実践しているうちに、次第に食べても吐こうと思わなくなりました。「たまに吐くことはあるものの、それは自分の中ではたいしたことではない」と思えるようになりました。とはいえ、太る自分も見たくないし…。辛い時期の始まりでもありました。

また、母親への考え方も変わりました。はじめは、憎しみや怒りばかりが先行していましたが、ある本で「人は変えられない」ということを学んだからです。「人を変えるより、自分が変わることの方が早い」という内容でした。ただ、すぐにはそうと思えませんでした。しかし最終的には、「仕方ないよね…母もつらかっただろうし、母を今更変えることはできないし」と思うようになりました。

過食を繰り返し、太ることに抵抗があるのに食べることが止まらない、吐かない、吐きたくない、治したい!!　過食が延々と続きました。過食、過食、大過食、たまに拒食…を繰り返しながら、2年ほど迷走しました。1年半ほど吐かずに過ごす日々が続きましたが、突然過食嘔吐をしてからまた、それが続きました。

その頃は、食事の量が比較的安定し、体重が少し減ってきていた時期で、どこかで「もっと痩せたい…」という気持ちがあったのです。自分でも薄々その気持ちはわかっていたものの、「調子がいい」と思うようにして、食事量を減らしていました。そのため、また蓋をした感情が爆発したのかな、と思っています。先生に相談したところ、違う薬を処方していただきました。「多分、この薬が合うんじゃないかな？」ということでした。

③その薬は10年前に違う病院で飲んだことがあって、効いているのか効いていないのかよく分からなかったので、先生の口からその薬の名

前が出たとき、正直ためらいました。しかし、先生を信じ服用を守った結果、見事に私の過食嘔吐は再び止まり、心もだいぶ安定しました。

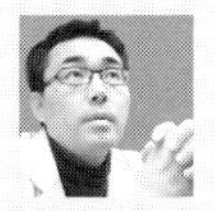

③私は、かつてどこかで処方された折に効果を得られなかった薬物でも、場合によっては再度処方することがあります。

というのも薬物処方においては、どのような治療の文脈でどのような言葉がけをしながら出されたのかが、非常に重要だからです。治療者と患者さんがしっかり治療の目的・目標を確認した上で、同じベクトルに沿って努力を続けることができるとき、見違えるほどの成果が得られることもあるのです。

通院して約2年半、過食はなかなか落ち着かなったため、結果体重は12キロの増減を2回繰り返して、今に至っています。10代後半から10キロ以上の増減を何度も繰り返し、体はボロボロになり、逆流性食道炎・胃炎になりました。現在「過食したい！」という衝動に駆られることはなくなり、食事が安定してきたせいか、体重は6キロ落ちました。そして、「もうこの体形でもいいかな、おいしく食べたいな…」と思えるようになっています。

私は長らく、“本来の自分”と“こうでありたい、こうであるべき自分”とにギャップがありすぎて、それを埋め合わせることができませんでした。人から、頭が良く思われたい、尊敬されたい、可愛いと思われたい。でも実際の自分は、簡単なこともできず、知らず、バカと思われることに異常に怒りを覚える、器の小さい人間なのです。

すなわち、本当の自分を認めたくなかったのです。何も1人ではできない、バカな自分というものを認められず、異常にプライドだけ高くなっていました。結局、真の自分に向き合えず、自分を理想化し、ボロがでないように繕うことしかできませんでした。

ずっと「ありのままの自分」という意味が理解できませんでした。過食嘔吐の治療の中で、食や体型に対するこだわりを減らしていくことにより、最終的に自分自身に対するこだわりもなくしていけるのだろうなぁ、と実感しています。まだまだプライドの高い私ではありますが、昔より理想と現実の差を埋め合わせて過ごせるようになりました。

また、熊木先生とお話しした中で、改めて大事だと思ったことや気づかされたことを2点、書きたいと思います。

1つ目は、当たり前のことではありますが、処方された薬を処方された分きちんと服用する、ということ。

病歴が長くなるにつれて、自己判断してしまいがちですが、薬の服用は、先生がその人に合っているであろう効能を期待して、もし合わなければ違う方法を模索する最低限のコミュニケーションであり、病気だと自分で自覚している人が通院にするにあたってしなければならない最低限の義務だと思います。

私は通院しはじめたころ、薬をよく飲み忘れていました。当初1日3包の漢方薬、通常の薬を処方されていましたが、土日はつい飲み忘れてしまうことがあり、診察が2カ月後のときには、漢方薬が大量に余ってしまいました。はじめは先生に黙っていましたが、次第に薬がどんどんたまっていき、最終的には1カ月分ほどの漢方薬や処方された薬とは別に溜まっている状態でした。

先生にそのことを告げると、先生は次のように言われました。「きちんと処方した量を飲み続けることが大事。きちんと服用しないということは、〇〇さん（私のことです）に病気を治す気がないことと同じです。真剣さが感じられない。こちらとしては真剣に治したいと思っていますが、〇〇さんにこちらの気持ちを受け止める気持ちがないのなら、信頼関係は築けません…」

④薬の飲み方で怒られたことは、初めてでした。そして、信頼を勝手に裏切っていた自分が、恥ずかしかったです。

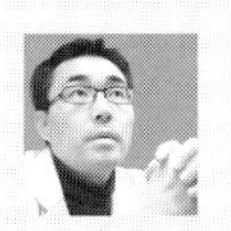

④私は薬物処方する場合にはどんな時も、一剤一剤その効果を確かめるため、最小量から緻密に組み上げていきます。そのプロセスで、患者さんの身体感覚および患者さんのもたらす薬物の官能的評価が欠かせない。そのため処方を始めるに際し、患者さんにこのようなことをしっかり了解していただいています。治療者および患者の双方の納得ずくで緻密に試行錯誤を繰り返した時、薬物は驚くべき効果を発揮します。しかし逆に言えば、患者さんがいい加減に服用した時、治療はアンコントローラブルな状況に陥り、迷走状態を招来してしまう。外来治療において患者さんは、治療者に会うほんの少しの時間を除いたほとんどの時間において、自己の裁量で薬物を服用することができます。それゆえ、治療者および患者双方に堅固な信頼関係が不可欠になる。たまに、患者さんを叱らねばならないこともあります。それは、この治療に真剣に関わる覚悟を問うためです。

それから私は、薬を飲み忘れなくなりました。1日、2日忘れることはあっても、前みたいな気持ちで薬を飲んでいないからです。「気づく」「気づかされる」ということは、想像以上に自分の行動を変えてくれます。

2つ目は，自尊心の低下は、食や体形への執着だけとは限らないこと。

通院して、過食しても嘔吐しようという気持ちはなくなりました。しかし過食は相変わらず定期的にしていて、体重は増える一方でした。仕事にも慣れ、結婚して家事と仕事の両立もできるようになった頃、自分の1日が家と仕事の往復であることに虚しさを覚えました。仕事から帰ってきても、家事をしダラダラとくだらないテレビを見る毎日。今の仕事を辞めれば再就職できる強みは、自分の歩いてきた道を振り返った時、何も残っていませんでした。

もともと、国家資格を持ち、男性に負けないようにバリバリ働くのが夢でした。独り身でも、仕事を辞めても、誰かに頼らず自立し、強みの資格でまた就職できるように、薬剤師になりたかったのです。それが今では平凡な会社員。資格もなく、旦那の給料のほうが当然いい。仮に今子どもができ仕事を辞めれば、食べさせてもらう状態。40歳過ぎての無資格の女性に、再就職は困難です。私は、それを惨めだ、と思いました。

30歳過ぎて自分の現状を嘆き、後悔。過食嘔吐をしていた20代、退学してもそのころしっかり勉学に励んでいれば、こんなではなかったはず…。私は新たな目標ももち、勉強するようになりました。朝も早く起きて勉強、仕事から帰ってからも家事が終われば勉強、土日も勉強…。久しぶりに、充実する何かを感じました。

勉強に没頭して、まわりが見えなくなっていたのです。勉強している自分が好きだったし、好きなことができている環境も楽しかったです。国家資格を持ち、自分に自信をつけたかった…。ただ独り身ではないので、旦那との間で、勉強に対する考えで対立してしまいました。旦那は2人の時間を大切にしたい人だったので、私が勉強漬けになっていることをよく思ってはいませんでした。

半年以上猛勉強した結果、試験は不合格でした。

ギリギリの不合格のため、「次はいける！」と思うものの、夫婦の勉強に対する考え方の違いで喧嘩になることもしばしば。「もう辞めてしまおうか」「まだ続けようか」悩み、モチベーションが低くなってきたとき、先生に相談しました。先生は，**⑤「勉強することはとてもいいことだ、と思う。一生勉強。でも、勉強することが自己肯定に繋がるなら話は別、それは摂食障害と同じだよ。“勉強しても勉強しなくてもいいんだ、自分は自分”と思えてなければ、依存対象が単に食事から勉強に変わっただけだから」**

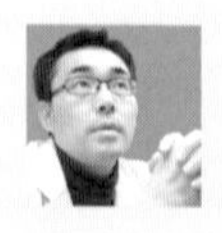

⑤私が目指すべきだと考える“自己肯定感”は、「何も特別なことをこなさなくとも、ありのままの自分を許す」ということです。痩せることに勤しむ代わりに勉強することに勤しむと言うのであれば、摂食障害の根本的な解決には結びつきにくい。

「自己不全感を充足させるために何をすべきか」ということは、治療の場で絶えず問うていかれなければなりません。

そう言われたとき、私は自分に自信をつけたくて勉強していたことに、改めて気づかされました。何か後ろ盾がないと、自分に自信が持てない。痩せていないと、自信が持てない。もともと薬剤師になりたかったのも、根底は自分の自信に繋がるという考えのもとでした。中身よりも肩書が自分を認める存在である、そのように幼いころから感じていました。

先生は「あなたの強いこだわりをなくすために、違う薬を試しましょう」と仰いました。その薬を飲み始めて、私は「なんで勉強していたのか。もちろん自分のためではあるけれど、家庭を顧みず家庭を犠牲にするまでして、やらなければならなかったのか？」 そう考えるようになり、勉強に対する執着が少しずつ和らいでいきました。勉強をただ挫折しただけ、と思われるかもしれません。たまに「これで本当に良かったのか…」とは思いますが、「どんな自分でもいいかな」とゆるく考えられている今の自分が、結構好きだし楽です。

みなさんに一言。

摂食障害になったことで、自分やまわりを責めないでほしいです。摂食障害で通常の考えができない中、まわりにも理解されない、自分自身でさえ自分のことが理解できない状況で、毎日が地獄のようにつらい日々を送っていると思います。食べることをやめれないことを、自分の意思が弱いと卑下し、常に人と比べる生活に憔悴していることでしょう。「摂食障害は母親の愛情が足りないから」とか、「遺伝だから」とか、本やネットでは取り上げられることがありますが、それは私は違うと思います。

誰も悪くないのです。本人も悪くないし、ご家族も悪くない。だからみなさんは、自分自身を責めないでいただきたい。病気になったことを仕方ない、の一言では片づけられません。煙草を全く吸わない人が肺癌になるように、健全な生活を送っていたはずなのに病気になることもあるか、と思います。病気になって人生が大きく変わる人が、ほとんどです。私自身、自分を嫌い、病気を呪い、親を憎み、人生をやり直したいと、10 年以上考え方を変えられませんでした。しかし、摂食障害という病気は、ある意味自分自身の心や体のメッセージが形として現れたものではないのかな、と思っています。摂食障害は、いろんな症状の人がいて、千差万別の家庭環境があり、十人十色の治しかたがあることを私は知っています。ただ共通して、何かを変えないと病気も変わらないということを学びました。痩せたい、痩せた自分に安心できる…。この考えに縛られている以上は、快方に向かわないと思います。少しだけ自分の性格や考え方を変える意識ももっていただきたいです。「痩せていないとダメ、食事のコントロールができない自分はダメ、働けない自分はダメ、情けない、消えてしまいたい、病気じゃなかったら…」と自分のことを自分自身が傷つけて痛めつけて過去にとらわれていたら、自分がかわいそうです。自分ぐらい、自分のことを愛してあげてほしいし、優しくしてほしいし、守ってほしい。「どんな自分でも大丈夫、自分は自分！」なんて、はじめは思えないと思います。今の私も自分のことを認めてあげれていないし、自分を愛せていないです。ただ、いい意味で「諦める」という選択肢をもってほしいです。

人はみな感情を持って生きています。だから誰もが、人を、自分を、自分の思い通りにできないし、気持ちの押し付けや過剰な期待はよくないのです。過去に縛られず、現状を把握し、今できること、今の自分の気持ちに素直に従ってほしいです。

自分の気持ちに素直でいること（痩せたい！　とかではなく、本当の自分の気持ち）が快方に向かう近道なのかな、とつくづく思います。

克服・治療体験記　2-5

「先生なら娘の気持ちを理解してくれるし、治してもらえると思いました」

うーたん さん（仮名）の母
治療開始年齢：17 歳

16 歳くらいから、症状が出てきました。中学生の時に不登校があり、摂食障害のような症状が出たのですが、その時は自然に治っていったので、「また同じような感じで治るかな？」と思っていました。でも、どんどんエスカレートするようになってきました。その頃は、学校を辞めたいと訴えており、加えてバイトが忙しいなど、いろいろなストレスが重なったのではないかと思います。

食べるために学校を休み、たっぷり時間を掛けて沢山食べて吐くことの繰り返しでした。食べる事しか考えてないので、こちらから何を言っても聞かず、よく喧嘩をしました。夜中に、指を突っ込んで、獣の声のような声を発している時は、さすがに泣けてきました。吐いた後に、ぐったりしたり痺れたりいろんな症状が出て、このままどうなってしまうのか途方に暮れました。

「これはおかしい」と思い、ネットでいろいろ調べました。あいち熊木クリニックさんのホームページを見ると、納得する事が沢山書いてあったので、そのことを娘に話しました。病気である事をまず自覚させ、予約を取って行く事を約束しました。本人が納得しないと連れて行けないので。たぶん本人もおかしいと思っていたのでしょう、決断は早かったです。初診の日、とても娘は警戒していました。先生を素直に受け入れていなかったです。中学生の頃、いろんな精神科の先生にかかりましたが、治ったという思いがなかったからなのかもしれません。私は、熊木先生なら娘の気持ちを理解してくれるし、治してもらえると思いました。すがりたい気持ちでした。

①娘は、先生のお話しを聞いて「気持ちを理解してもらえた、治したい、治してもらえる」と思ったのでしょう。その日は、とても希望持って帰ったように思います。最初漢方が出ましたが、ちゃんと飲みました。元来薬は苦手なのですが、ちゃんと飲めました。それも、今までとは違いました。

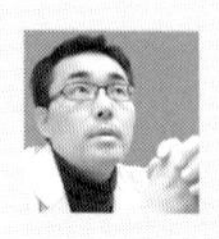

①私は、初診の直後に、私が処方した薬物を患者さんに受容していただけるか、ということを非常に重視しています。というのも、私と言う治療者を信頼し、私がお伝えした見立ておよび治療方針を納得していただかなければ、その治療者の処方した薬を服用することなどできるはずもないからです。さらに言うなら、万が一副作用が出てしまったときにでも、「もうこりごり」とならずもう一度期待を込めて来院していただけるか。大げさですが、そこには“祈り”のような気持ちが存在します。

最初の頃は、クリニックに行くには行くのですが、気乗りしないような感じでした。先に食べて吐いてぐったりしてから、行く時もありました。でも診察のたびに、娘の気持ちをしっかり捉え、それをそのままを先生が解説して下さったので、なおさら信頼したのではないかと思います。徐々に行く事が当たり前で、行かないといけないみたいな気持ちが娘のなかに自然に芽生えて、受診予定にもちゃんと合わせてくれるようになりました。

今約5カ月くらい経ちましたが、だいぶ気持ちが前向きになってきました。まだ症状はありますが、周りへの配慮とか気遣いとか、自分の事以外にも考えられるようになってきました。あまり自分をさらけ出すのが得意ではないなのだと思いますが、カウンセリングも受けて、話して気持ちを出す事にいい感触を受けているみたいです。

まだまだ時間はかかると思いますが、娘を信じて、先生を信じて、見守っていきたいと思っています。「焦らない」という思いは大切なのかな？　と思っています。娘は、毎日がまだムカついたり心配したり、いい時悪い時の繰り返しですが、「気持ちを切り替えて」と自分に言い聞かせ、接しています。

克服・治療体験記　2-6

「こんな自分でも生きてていいのかな、誰かを頼っていいのかな」

ましろ さん（仮名）
治療開始年齢：17 歳

本格的に摂食障害の症状が出始めたのは、15 歳のことでした。当時中学 3 年生だった私は、両親や友達、誰に対しても、私は常に“いい子”でいることで、自身の価値を見出していました。私の理想的な“いい子”とは、勉強はそこそこできて、授業も真面目に参加し、部活も毎日遅くまで練習に参加し、分け隔てなくいつも笑顔で友達と接し、毎日楽しそうにする子のことを指しました。両親にとっても私は、手のかからない育てやすい娘だったと思います。

ですが周りから見れば、当時の私は他人にとって都合の良いだけの中身のない人間だったのでしょう。中身のない私は周りに嫌われこそしませんが、深い友達付き合いに発展することもなく、良くいえば平凡に、悪くいえばつまらない生活をしていました。

それでも体型に関しては、大して気にしていませんでした。BMI も標準値でしたし、痩せてはなくても太ってはいないだろう、と思っていました。ですが、**①ふと何人かの友達の体重を偶然聞いて、びっくりしました。私よりも身長は高いのに、体重は軽い。**つまり、私は“世間”では標準体型でも、“共に在学していた中学校の生徒”としては、太っている部類に入っていたのです。

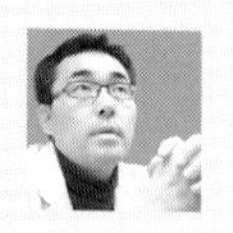

①痩せを強く指向する女の子のグループでは、「私、また太ってしまった」などと言いながら、仲間を出し抜いて痩せることが少なくありません。そしてそこで置いてきぼりを食うと、激しい焦りが生じる。そこから一気にダイエットに励みだす、ということが多くありますね。

その日から、軽い気持ちで自己流のダイエットを始めました。最初は、帰宅後にほんの少し腹筋を取り入れるだけの簡単なものでした。が、動けば動くほど、食事を減らせば減らすほど、体重はみるみる落ち、鏡で細くなる自分を見て、優越感に浸りました。頑張れば頑張っただけ相当の対価をもらえることに、とても喜びを感じました。体重の数字が減ることにより、私は常に目標を達成し続けている偉い子なのだと錯覚し、いつのまにか体重を減らすことが自分の生活の中心となっていました。

高校生になると、中学の生活とは一変して、皆が皆、誰に合わせることもなく自由に学生生活を送っていました。見た目にしても性格にしても“こうでなければおかしい、変だ”といった中学校独特の風潮がなくなり、私は“いい子”でいる必要がなくなりました。

しかし、頑張れば頑張っただけ体重が減るという達成感を味わうことに、私は既に戻れないところまで依存していました。それに、**②高校生になり環境が変わり“いい子”でいる必要がなくなったときに、私から“いい子”を取ったらそれこそ何も残らなかったのです。“いい子”でいる必要はない＝私は空っぽなんだ、と気づいたのは、高校１年生の秋頃です。**

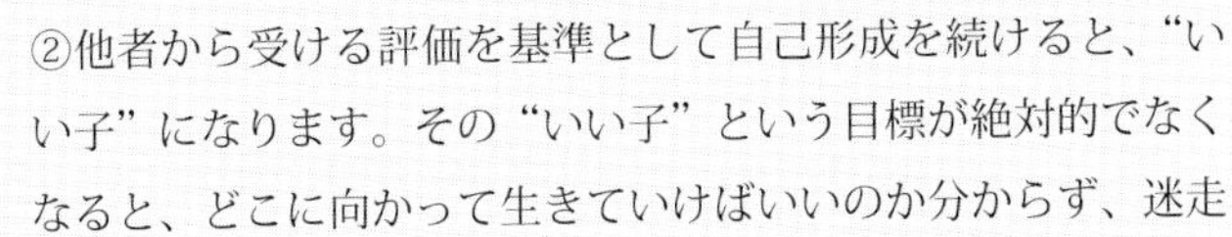

②他者から受ける評価を基準として自己形成を続けると、“いい子”になります。その“いい子”という目標が絶対的でなくなると、どこに向かって生きていけばいいのか分からず、迷走を始めてしまう。そう考えると、このような“事件”を契機に、摂食障害が発症することも頷けます。

その頃から過食が始まりました。当時の私は、心に空いた大きな穴を食べ物で埋めようとしていたのかもしれません。母には「痩せすぎだ、食べなさい」とよく叱られ、変なものを見るような冷ややかな目で、ため息をつかれたこともありました。私は、そんな母を逆に「おかしい」と思っていました。目標を達成し続ける偉い子なのに、どうして怒られるの？　頑張っても怒られるなんて、私はどうすればいいの？　もっと頑張ればいいの？　そう思いました。

しかし、これ以上頑張る方法は思いつきませんでした。

ある日、「ちょっとくらいならいいか」と甘いものを口にしました。口の中で甘さと優しさが広がり、お腹が少しだけ満たされてゆく感じに、私は新しい“癒し”を見つけました。

ところが、食べても食べても完全には満たされず、甘さも優しさも一瞬で終わってしまいます。足りない。足りない。もっと癒されたい。もっともっと。と、無我夢中で食べ続けました。ハッと我に返ると、そこにはお腹がぱんぱんに膨れ、口の周りには食べかすだらけの汚い自分がいました。

私は突然の気持ちの変化に混乱し、パニックになりました。なんだこの汚い姿は！　と、凄まじい後悔や自分を止められなかった罪悪感で、息をすることも苦しくなりました。そして、「すぐに吐き出さなきゃ」と思いました。食べ物はいずれ消化されて無くなる、という当たり前の事すらも判断できなくなっていましたし、ぱんぱんに膨れたおぞましい自分をいつまでも見ていたくなかったからです。

そして恐る恐るトイレに行き、恐る恐る口に指を入れてみました。最初は、怖くて手が震えました。傍から見ると、なぜそんな方法を選択してしまうのか、理解ができないと思います。今だからこそ言えることですが、私は長い間周囲からのプレッシャーを他人よりも過敏に感じ続け、認められたくて過度な食事制限と運動を重ね続け、頑張りすぎた結果、脳も身体も正常な判断ができなくなってしまったのです。

その日から、過食嘔吐が始まりました。今まで全くと言っていいほど食べなかったのに、一変して異常なほど食べました。嘔吐をするので、体重は増えるどころかますます痩せました。通学していたので、帰宅時間になるまではガムをかんで紛らわせたりの拒食生活でしたが、放課後になると我慢の限界が来て、帰り道にコンビニでパンやお菓子を買い込み、家に着くと同時に過食スタート、という毎日を過ごしました。コンビニでは、食材を大量に買って変に思われるのが嫌で、2、3 軒はしごして、食べ物を集めました。お小遣いは全て食材につぎ込みましたが、過食の量には追いつかず、家族の晩御飯にも手をつけていたので、母は毎日 5,000 円の食費をかけていました。

両親にはすぐに、吐いてることがばれ、問い詰められました。「自分でもはっきり理由が分からないので知らない。どうせ話したって理解してもらえない」の一点張りを続け、学校でも家族の中でも孤独でした。自分の部屋で途方に暮れ、いつも「死にたい、消えたい」と思っていました。泣きたいのに、涙は出てきませんでした。その頃弟は、中学生独特の反抗期も始まり、家族の仲は崩壊寸前、最悪でした。

そんな私でも、高校 1 年生の時から片思いしていた先輩と恋が実り、一緒に下校したりデートしたりする日が少しずつできました。外食はできなかったですが、彼は病気のことを知らないのに、外で食べようとしなくても私を問い詰めたりしない優しい人で、一緒にいてとても心地よかったのを覚えています。彼と一緒にいるひとときだけは食べ物のことも忘れ、普通の女子高生に戻れている気がしました。

彼が卒業し、大学生になってからも、お付き合いは続きました。しかし、私が高校 3 年生になる頃には、もう自分で通学することさえ困難

JCOPY 498-22908

になるほど、体が弱っていました。

母は母なりに心境の変化があったのか、その頃には、私を責めること、否定することをしなくなりました。毎朝車で学校に送ってくれたり、家にいる時、過食中でもなるべくそばにいてくれることが多くなりました。私自身も、少しずつ母を頼るようになり、母や彼を中心に心の拠り所を増やしていきました。過食嘔吐は続きましたが、「こんな自分でも生きてていいのかな、誰かを頼っていいのかな」と思えるくらいには、気持ちが前向きに改善しました。

卒業間近になり、私は専門学校に推薦合格して、進学も決まっていましたが、最後の最後で進学を諦める選択をしました。というのも、前から母に心療内科の通院を薦められていたのですが、当時の私には高校生をしているだけで精一杯で、さらにハードスケジュールの専門学校に行きながらの通院は無理だ、と思ったからです。初めて自分から両親に、「真面目な話があるから聞いてほしい。専門学校は諦めてこれから治療に専念したい」と気持ちを伝えました。また責められると思っていましたが、治療に専念するという言葉で両親が安心したのか、わりとすぐに了承してもらえました。通院を決めると同時に、彼にも病気であることを打ち明けました。別れを切り出されるかと思いましたが、「できることは協力するから諦めないで」と逆に励まされ、後ろ向きな考えばかり巡らせていた自分が恥ずかしくなりました。

通院を始めて2年ほど経つ頃までは、過食嘔吐の回数は高校の頃より多くなっていきました。多い時で毎日朝昼晩、1日中過食嘔吐をしたこともあります。それに比例して、飲む薬の量も増えていきました。当時の私はすごく不安でした。「通院もして薬も飲んでるのに、過食嘔吐の回数が増えていておかしくないのか。もう治らないのではないのか」と思いました。ですが、＜過食嘔吐の回数が増える＝病気が悪化している＞のではなく、＜回数が増える＝完治するための一つの過程＞だということに気づきました。薬はあくまでも、物事が上手くいかなかったとしても簡単に諦めないように、私自身の気持ちをなるべく前向きにい続けるのを手助けするものであって、病気を治す特効薬ではないのです。

過食嘔吐の回数が増えたということは、まだ私自身の心が、過食嘔吐に頼らざるを得ないほど穴あきだらけだったのではないかと思います。ただ、**③家族の前で病気だと認め、治療に専念すると言ったあの日から、ずいぶんと良い方向に変わりました。父は、過食嘔吐をしても私を責めることはなくなりました。母は、過食嘔吐が終わると、いつも私を抱きしめてくれるようになりました。私自身も、過食嘔吐をしてしまう汚い自分を受け入れ、許せるようになっていきました。**

過食嘔吐の回数が増えても、薬が増えても、病気が治ったらしたいことを思い浮かべながら、希望を持ち続けました。

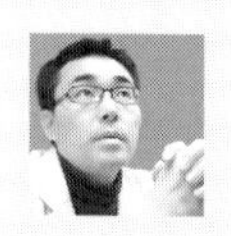

③このような事は、家族の誰にとっても簡単なことではありません。しかし、摂食障害である患者さん自身がありのままの自分を受け入れることをためらっている時、両親がまず今ある彼女のありのままを受け入れようとすることから、膠着状態がほぐれていくことがあり得る。このような両親の勇気を、讃えなくてはなりません。

通院を始めて４年経った頃、私は 22 歳になっていました。治療の成果が出てきたのは、この頃です。

④１日３回していた過食嘔吐が、ある日突然１日１回になりました。これをしたからという明確な理由はありません。「なんだか食べ吐きしなくても済みそうな気がする」と思って、自分の許せる量の食事を口にしたところ、いつもは満足できずにそのまま過食嘔吐に移行していたのが、その日はその食事だけで満足できたのです。

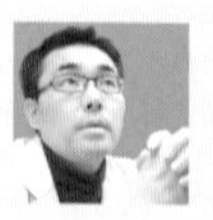

④“その時”は、前触れもなく突然やってきます。これまで徹底的にこだわりしがみついてきた過食嘔吐という儀式なのに、「なぜ、こんなことにこだわっていたんだろう。これまで、こんなことにこだわってきたのが馬鹿みたい」と突然自己客観視できる視点

が持ち込まれ、突然状況が氷解することがままあります。

その日を境に、満足できた日とできなかった日を繰り返しながら、だんだんと回数が減っていきました。半年後には、過食嘔吐が 2 週間に 1 回にまで減り、1 年後にはついに過食嘔吐をしなくても平気でいられるようになりました。食べる量は多かったので体重も増えましたが、太っている自分を見てもなんとも思わなくなりました。母や彼、周りの人たちも、「そっちの方がいいよ」と太ってる私を受け入れてくれていたからです。太っていても痩せていても、私自身を見てくれている人たちがいるおかげで、明るく前向きに過ごすことができました。

23 歳になり半年が過ぎた頃、私は今までずっと傍で支えてくれた彼と入籍し、結婚式をあげました。彼とは、「飲む薬がなくなったら結婚しよう」と約束をしていました。その頃には、経過観察のため通院はしていましたが、もう飲んでいる薬はありませんでした。一番多い時で数種類もの薬を何錠も服用していたので、ここまで来るのに本当に長い月日がかかりました。現在は副作用等の症状はないものの、ぼろぼろになってしまった歯の治療に専念しています。

24 歳になり、私は一児の母になりました。

食べ物だらけだった頭の中も、今では子ども中心になり、食事をゆっくりする時間すらなくなりましたが、毎日充実した生活を送っています。病気にならなければ、あんなに辛い思いをすることはなかったでしょう。父も母も、あんなに苦しまずに済んだと思います。ですが、病気になったからこそ、得たものもあります。

家族一人一人が本気で向き合うきっかけになり、絆が強まりました。私のことを真剣に見てくれる彼と、出会うことができました。普通に食べ、普通に生きることの難しさを知り、小さなことに幸せを感じられるようになりました。**⑤両親には本当に申し訳なく思っています。後悔の気持ちは、この先も消えることはないでしょう。ですがこれからは、ごめんなさいよりも「ありがとう」を伝えるように、そして苦しませた分**

お互いたくさん笑って過ごせるようにし、親孝行ができたらと思っています。

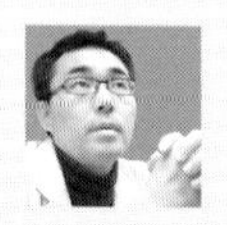

⑤家族を襲う激しい嵐の最中にも、家族に対する彼女からの詫びの気持ちはずっと潜在しています。そして、「このようなこだわりさえなければ、家族がもっと幸せな時間送れただろう」という後悔。しかし私は、「その幸せな時間は決して取り返せない」とは思いません。
ごめんなさいよりも、ありがとう。その転換点において、自分のありのままの受容が果たせたと言えましょう。

子どもが大きくなって育児が少し落ち着いたら、また家族全員集まって同じ食卓を囲みながら、笑顔でゆっくり母手作りのおいしい晩ご飯が食べたいです。

今、同じ病気で苦しんでいる方へ。
摂食障害は、不治の病ではありません。どうか、今まで頑張り過ぎた自分を許してあげてください。自分で許せないのなら、信頼している大切な人に、目一杯抱きしめてもらってください。信頼できる人がいないのなら、自分が信頼したいと思う人に、勇気を出して「助けて」と言ってみてください。想いは必ず届きます。受け入れてくれる人が必ずいます。諦めないでください。
私の体験談に目を通していただいた全ての人たちが、おいしくご飯を食べられるようになることを、心から願っています。

■母親の治療体験記　ましろさんの母

熊木先生、いつもお世話になり、ありがとうございます。

以下が、私の娘の摂食障害闘病記です。

我が家は真面目に働く夫と、パートで働いている私と、娘と息子の4人家族です。娘は、とても面倒見のよい、真面目で良い子。息子は、呑気でマイペースな子。姉弟なのに、正反対な性格です。

私が摂食障害を知ったのは、あるテレビ番組でした。それを見て、「こんな痩せちゃって可哀想」って思いました。まさか自分の娘が同じ病になるなんて、想像もしませんでした。

ある日、中学3年生だった娘が「お母さん、ダイエットしたいから、エクササイズのDVD一緒にやろう」と言ってきてました。私もやりたかったので、一緒に始めました。私はなかなか成果が出ませんでしたが、娘はみるみるスマートになっていきました。なのに「私、こんなに頑張ってるのに何で痩せないの？」って怒ってるんです。私から見たら、充分痩せてるのに。

しかし今考えると、もう既に摂食障害が始まっていたんです。

15歳の冬休みに実家へ里帰りした時のこと、「食欲が無い」と言って、祖母が作ってくれた料理は食べませんでした。食べた時もあったけど、おそらく、トイレで嘔吐していたのだと思います。ちょうどその時期は、マイペースな息子の方に手がかかり、娘は「真面目に頑張ってるから、親が何も言わなくてもちゃんとやれるはず！」なんて思っていて、気づかなかったんです。娘には「良い子でいてくれて、ありがたい」って感謝していましたから。

高校生になって最初の1年は、楽しそうに学校へ通っていました。1年生の冬休みに、2歳年上の彼氏ができました。その彼が大学へ進学して学校で会えなくなってからは、娘も学校を休みがちになりました。痩せてるので、体力もない。私が家に居ない隙に、過食嘔吐もしていたと思います。髪の毛も薄くなりました。それに反して、体毛が濃くなりました。痩せた体を守るためのようです。生理も止まりました。ある程度体重が無いと、体が自然と止めるようになってるらしいです。

私がちゃんと食事を摂るように勧めても、食べませんでした。本当にどうして良いのかわからず、手当り次第ネットで調べたり、本を買いあさって読んだりしました。摂食障害の子への接し方など、それで勉強しました。**⑥「親が変わらないと、子供はどんどん悪くなる」と言うような事が書かれてました。だけど、自分には反省材料が思い当たらず、途方にくれました。**

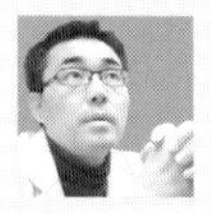

⑥「親が悪いから子供の症状が悪化する」という短絡的な図式が、いかなる場合においても成立するとは限りません。非常に誠実に子供と向き合ってきた親でさえ、このような事態に巻き込まれるのです。

主人も「そんな病気は贅沢病だ」なんて言い出す始末。息子は反抗期に突入し、私も気がおかしくなりそうでした。娘が高校生の時は、摂食障害との戦いでした。過食を辞めさせるために食べ物を隠したり、嘔吐に行きたがってる娘を叱ったり。

結局、全部逆効果でした。

私も娘の摂食障害を理解しようとしてましたので、色んな書物や娘の話から、「認める、許す、否定しない、指図しない」という事を心がけました。なかなか難しい実践でしたが、失敗しながらでも良いから、と病気を治すためには真剣でした。

まずは、「食べなさい」って言うのをやめました。

食べたくないのに無理に食べさせては、可哀想です。相反して、過食しますから、結局沢山食べることになる。お腹がパンパンになるまで食べたら、次はトイレへ行って嘔吐します。それも、本人はとても辛いので、「大丈夫？」って声を掛けながら、嘔吐する事を許しました。「食べた物を吐くなんて」って思う人はいるでしょうが、これを認めないと次へは進めませんでした。嘔吐が終わってトイレから出てきたら、ギューッと抱きしめて「大丈夫？」と言いながら背中をさすりました。家に私がいる時は、毎日やりました。

精神的にも心が弱ってましたので、私の仕事が休みの時は、学校まで迎えに行ったりし、娘のお世話で1日が終わりました。できるだけ、娘と一緒に過ごす時間を作りました。

娘は高卒後の進路を専門学校と決めてましたが、「通えそうにない」と泣きながら言うので、家族で話した結果、「病院へ行ってちゃんと治療するなら、家に居ていい」と伝えました。その頃の主人と息子は、摂食障害への理解はなかなか難しいけれど、否定はせず、私に任せてくれていましたので、感謝していました。

治療すると決めてからも、N市内の心療内科は「専門じゃないから」と全て断られました。通えそうな県内の摂食障害専門の病院をさがしていたら、ネットであいち熊木クリニックがヒットしたので、すぐに電話しました。予約がなかなか取れない病院で、最初は3カ月待ちって言われましたが、このまま家にいても治らないと思っていたので、待つことにしました。1週間後、運良く予約が1つ空いたと連絡が来たので、高校卒業と同時に、17歳の4月から通院が始まりました。

先生は、「一緒に治療していきましょう」と言ってくださいました。私にはこの病気を共有できる人が周りに居なかったので、藁にもすがる思いで、本当に嬉しくて、涙が出ました。これで治るって、心から安心しました。高速道路を使って片道45分の距離を、毎週通いました。

娘は、先生が思考錯誤しながら出すお薬を服用しましたが、効果が出ないと焦ってしまったり、途中で挫けそうになった事も沢山ありました。カウンセリングについては、「自分はこんなに頑張ってるんだから、とやかく言われたくない」と娘が言うので、受けるのをやめました。

摂食障害を患った娘に、食費と薬代と交通費で、毎月10万円は費やしました。精神面と金銭面では、本当にズタズタになりそうでした。それでも、治って元の明るい娘に戻って欲しかった。必死でした。

ある日、嬉しい出来事が起こりました。21歳の8月頃でしょうか。過食はありましたが嘔吐しなくなったんです。たった1度の事でしたが、凄く嬉しかったのを覚えています。嘔吐しなくても大丈夫とわかれば、少し自信がつくのか、できそうな時は我慢してみたり、自分のペースでコントロールできるようになってきました。嘔吐しなくても良いように、カロリーの少ない料理を一緒に作ったりしながら、少しづつですが、段々と普通の食事も摂れるようになってきました。

23歳になった時は、薬の効果もあってか、過食嘔吐は無くなり、家族4人で夕食が摂れるようになりました。

24歳の今は、誰よりも娘の病気を理解し、7年間傍で支えてくれていた彼と結婚し、子供も生まれ、幸せに暮らしています。

こうして思い起こすと、本当に長い長い年月がかかりました。途中、何度も挫けそうになりました。沢山、涙を流しました。その分家族の絆が深まり、今は本当に幸せです。普通に生活ができる事を、とても幸せに感じています。

同じ病で苦しんでいるご家族の方に、伝えたいです。

⑦本人が1番苦しんでいる、という事。苦しんでいる家族を理解し、協力する事。常に優しい心で接する事。1日1回はハグする事。「笑う門には福来たる」私が心がけた事です。

毎日上手くいく訳ではありません。失敗続きだった時もあります。でも、焦らず気長に病気に向き合っていった結果、娘は元気になりました。

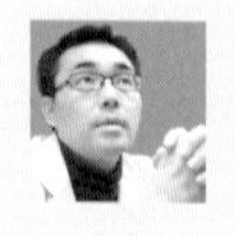

⑦親は、自分が悪いからその罪滅ぼしのために、娘をハグするのではありません。今もまだ苦しみの渦中にあるわが娘に、かつて幼き頃にそうしたように、その苦しみから助け出すために

抱きしめる。私は、こうすることを親御さんに指示した事は１度もありません。が、自ずとこのようなことが成される。いわば「なりふり構わぬ、無私の愛」。それだからこそ、彼女をこの嵐から救い出せたのでしょう。

熊木先生やスタッフの皆さんには優しく叱咤激励して頂き、時には温かく見守って頂き、このクリニックに出会えたことを本当に良かったと思ってます。これからもよろしくお願いします。

克服・治療体験記　2-7

「私に好かれようと努力しないでくださいね」

さく さん（仮名）
治療開始年齢：27 歳

１番のきっかけは、大好きな母方の祖母の一言だった。

「ちょっとふっくらしたね」

普段の私なら、気にしなかっただろう。しかし、結婚したばかりで新婚旅行をひかえていたこと、自分でも食生活の乱れを感じていたことが、私を動揺させた。また、ホルモン剤を飲んでいたこともあり、顔のむくみが気になっていた。

どちらかといえば、幼い頃から身長も小さくて華奢。小さい！細い！そう言われたことしかなかった。身内の中でも、ものすごく信用していて、大好きな母方の祖母。（実家ではあまり自分を出さずにいたので。父方の祖母が厳しかった）大好きな母方の祖母に言われた言葉は、私の中では１番信用できるものだった。

そして、その日からダイエットを始めた。当時の身長 154 センチ、体重 42 キロ。今思えば、決して太ってなんかいなかった。

最初は、白米を減らす、野菜を多く食べる、大好きな甘いものを止める、運動する。ごく普通の、健康的なダイエットだった。食への異常な縛りも、頻繁に体重計に乗ることもなかった。

3 カ月ほどたち、久々に体重を計るとすごく減っていた。顔まわりや太ももも、すっきりした気がした。ここで止めればよかった。本当に今はそう思う。

数値でも、自分の体感でも痩せたのに、もともと自分に自信がなかった私は、家族や母方の祖母にカマをかけてみた。(結婚して県外に住んでいたため、常に会うのは久しぶり、という状態)

久しぶりに実家に帰り、「全然痩せないよ〜」と言った。母は、そうかな？もともと細いからね！といった反応。

母方の祖母にも会いに行き、同じことを言ってみた。すると、痩せたけど、確かにまだ顔はパンパンだね！といった反応。ショックだった。やっぱり痩せたのは思い込みだった。もっと頑張らなきゃ！痩せなきゃ！こう思った。

このとき、婦人科のホルモン剤を服用しており、顔がむくんでいた。今になって冷静に考えれば自分で分かることなのに、当時の私には分からなかった。

①もともと完璧主義で、ストイックな性格な私は、どんどんダイエットにのめり込んでいった。

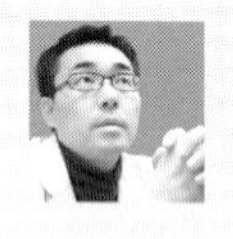

①システマティックに痩せることを実践していく巷のダイエット法は、完璧主義な人にとってはまりやすいものです。多くの思春期の女の子がダイエットを開始しますが、その大部分は長続きしません。ダイエットを粘り強く続けていける人には、その先にリバウンドそして過食嘔吐という大きな罠が待ち構えています。どうやらこののめり込みに、過食症になるかならないかの分水嶺があるようです。

白米は食べない。肉魚は食べない。小麦製品もダメ。揚げ物、甘いものなんてもっての外。主食はコンニャクともやしだった。毎日お風呂で腿上げ 500 回、ストレッチ 30 分、エスカレーターは乗らずに、休日は車も使わない。効果はてきめんで、すごく痩せた。そのかわり、髪も抜けて、顔もカサカサ。階段も三段登ると息切れがした。

仕事は大好きなので続けていたが、体力の低下を感じていた（教員なので立ちっぱなしの話っぱなし。辛かった）。

集中力もなくなって、趣味の読書もしなくなった。料理も好きだったが、最低限の主人の食事準備しかしなくなった。

それでも周りには、元気に明るく振る舞った。華奢なのに、元気なわかりやすい先生！　これが私のウリだった。

そんな生活も 1 年以上が経ち、体重は 31 キロになっていた。この頃から、過食衝動が起きるようになっていた。吐くことはなかったが、仕事帰りにコンビニをハシゴして、菓子パンやスイーツ、揚げ物など、気持ち悪くなるほど詰め込んだ。その後は決まって絶食を 3 日間。こんなことを数カ月も繰り返した。過食もするが、ほとんどがカロリー制限と運動。絶食の毎日。だからどんどん痩せていった。

過食の後は、毎回後悔して、うつ状態だった。菓子パン 1 個くらい食べても良いはずなのに、ひとつ食べてしまったらもうダメだ、食べたかったものを全部食べてやれ！　そんな衝動にかられて際限なく食べた。そんな自分が嫌で、なんて意志が弱いんだ！　だからだめなんだ、と自分を責めた。過食するのは、決まって嫌なことがあった日だった。

②私には、本音で相談できる人がいなかった。そんなこと、したことがなかった。友達には恵まれていたが、私は相談を受ける側に徹していた。アドバイスをして、友達に頼られて。そんな自分が好きだったし、信用してもらえることが私にとっての安心材料だった。

人を信用して裏切られるのが怖かった。

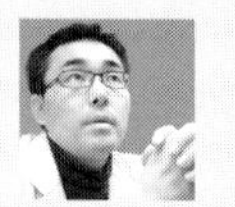

②人知れず摂食障害に陥る人の中には、内向的で自らの心のうちを人にさらけ出さない人が多いようです。それゆえ、病状が潜行してしまう。そもそも人は誰しも、自分の全てをさらけ出し本音で話しているわけではない。そのことが分からず常に受け身でいることが、必ずしも安全とは限りません。

ある日、職場で健康診断を受けた。コレステロールと肝機能の異常な値。健康的な食生活を送っているはずなのに！　とびっくりした。過食のせいかな？　とも思った。そして、一瞬だが冷静になった。

今の私はおかしい。摂食障害ではないか？

今までも、なんとなく頭の片隅にあった考えが前面に出てきた。すぐにネットでいろいろと調べた。たくさんのチェックリストをやってみた。

ほとんど当てはまった。どのサイトのチェックリストも、図書館の本に書いてある症状も、ほとんど全て。

不思議なことに、不安に駆られたというよりは、安心した。やっぱり病気だった、と。

それからは、摂食障害の本を買ってみたり、ネットで体験記を読んでみたりした。でも、なかなか治そうという気持ちにはなれなかった。痩せたい！この気持ちが行動を邪魔した。

実は、この過食衝動は大人になってから始まったものではない。最初は高校生の頃。進学校で勉強の嵐、厳しい部活動、家庭環境（あとで詳しく説明する）。これらのストレスを、私は食べることで癒した。学校帰りに、コンビニで菓子パンを２つ。家にあるアイスやお菓子を、怪しまれない程度に詰め込む。夕飯も食べる。こんな生活。もともと少食だったので、十分過食の内容だった。共働きで忙しく、また、父方の祖母の機嫌取りに必死な親には、気づかれるはずもなかった。

大学生になり、１人暮らしを始めた。嫌なことがあると、やっぱり過食した。ホットケーキミックスを１袋使い、大量のホットケーキをつくって食べた。

どちらの時も、もちろん太った。でも、太ったな〜くらいの感覚で、しばらくダイエットをして元に戻ると、またごく普通の生活を送ることができた。

こんな私が、あいち熊木クリニックを受診したきっかけを、今から説明する。

1つは、健康診断の結果と、月経が1年以上来ていなかったこと。結婚し、子供を望んでいる私には、辛いことだった。

もう1つは、ある日の過食と母の言葉だ。主人の実家に帰省し、なかなか相手にしてもらえず、ストレスが溜まっていた。仕事の帰りにコンビニをハシゴ。いつも以上に詰め込んだ。感じたことのない吐き気と後悔と、自分は痩せたいのに食べてしまったという絶望。病気なんだという諦めとで、生きているのも嫌になった。

電気をつける気力もなくて、暗い部屋で辛くて辛くて「消えたい」と思った。でも、もっと先生として頑張りたいとも思ったし、生徒の顔が浮かんだ。そしてなにより、大好きな母や妹の顔も浮かんだ。このままでは死んでしまう。もう、自分では治せない。どうにかしないと。強く「治したい」と思った。今日の過食をなかったことにしようと、トイレで吐こうとも思ったが、吐けなかった。そして、母に電話した。全て話をしようと思った。母にも主人にもみんなにカミングアウトして、治そうと。

③「私病気かもしれない」何をどんな順で話したかは、思い出せない。でも、母はこう言った。「分かっていたよ。でも、さく自身が病気だと思っていなかったから、言わなかったよ」と。そして、「病院に行ってくれ」と。1人で行けないのなら、今からさくのところに行くから一緒に行こうと。

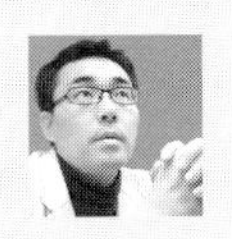

③あなたがカミングアウトする時、家族はとっくの昔にそのことを認識していることが少なくない。ただそのことをあなたの口から聞いて事態に直面することを恐れるあまり、ただその瞬

間が来るの身構えて待っている。そうでなければ、「病院へ行こう」などという言葉が、いきなり口を突いて出てくるはずがありません。

片道4時間以上かかる私のところへ、今からでも行こうとする母の気持ちが嬉しかった。仕事よりも他の家族よりも、私を優先してくれたことがたまらなく、嬉しかった。

何が何でも治そう、と決意した。

すぐに、病院をいろいろと調べた。そして、あいち熊木クリニックに電話した。「心を治していく」という考えの、この病院が私には合っている、と思った。電話に出た、40代くらいの受付の人の声は、今でも忘れない。優しくてやわらかくて、私の症状をこまかく聞いてくれた。そして運良く、1週間後に予約が取れた。家から遠かったし、仕事の日だったが、何が何でも行こうと思った。完璧主義の私が、初めて有給を使った。病院に行くまでは、ドキドキしていた。心療内科に通うことになるなんて、という思いと、本当に病気なのか、勘違いなのではないかという思い。病院に着いて、受付をして診察室に入った。初めて、熊木先生に会った。かたそうな先生なのかな？というのが第一印象。

でも違った。先生は1時間近くかけて、私の話を聞いてくれた。「これからよろしくお願いします」といって握手をした。なんだか安心して、涙が出た。いろいろ話して、話も聞いて。「摂食障害になる人は、自尊感情がきわめて低い」。この言葉が、わたしにすっと入ってきた。その通りだと思った。

それから治療が始まった。はじめは漢方のみ。1種類から2種類へ。毎週話を聞いて、こまかく調整してくれた。

④漢方を飲み始めて、数カ月。物事に縛られなくなってきた、と感じた。夕飯の買い物にかかる時間が減ったのだ。悩む時間が減った。

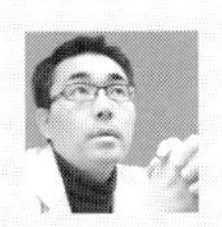

④これは薬の理想的な効き方です。さまざまな事柄への
りが解けていき、同時に食べることへのとらわれも減っ
ます。

気のせいかな？　とも思ったけれど、先生に報告してみた。先生はすごく喜んでくれた。そのころ、趣味の読書ができるようになっていた。

カウンセリングも始めた。心理テストや家族のこと、友達のことを話した。回数は4回程度だったが、有意義な時間だったと思う。心理テストでは、やっぱり完璧主義ということと、周りを気にしすぎるというような結果が出た。自分で思っていたことが、正式な書類として出されることで、わたしは受け入れることができた。

そしてなにより、私の人を信用できない原因には、家庭環境が影響しているのでは、ということがわかった。自分でも思っていた。でも、家族への罪悪感から言い出せなかった。それをカウンセラーさんから、客観的にみてもそうだと言われたことで、安心できた。分かってもらえたという嬉しさで、いっぱいになった。

⑤熊木先生との治療は、いいことばかりではなかった。効果のない週もあったし、悪化した？　と思ったこともあった。例えば、過食をすることが増えたことだ。

今思えば、食への縛りがとれてきた結果だと思う。現に、ご飯を食べられるようになっていたし、魚も許せるようになっていた。それと同時に過食が増えたのだ。それを先生に報告したとき、「気にしなくていい」といわれた。「人間は、ゼロか100じゃないんだよ」と。「食べすぎることがあってもいい」と。

優しかった。

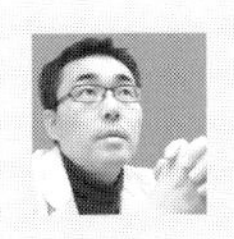

⑤私は摂食障害の治療の経過において、一時的に過食したり嘔吐したりすることが増えてもあまりこだわる必要はない、と考えています。まず最初に大事なことは、物事にとらわれている

時間が減り、強度が弱まることです。その過程で、食べ過ぎるのを抑制しようとする考えが減り、過食に陥ってしまうこともありますが、仕方がない。食への猛烈な囚われから来る過食と、痩せることへのこだわりが減弱することから来る過食は、区別しなくてはなりません。

そして先生は、嘘を言わなかった。事実だけを、伝えてくれた。**⑥過食をして、次の日絶食をした。こんな報告をしたとき。「もし、あなたの身体に子供がいたら、子供は餓死してしまいますね」「過食はしてもいい。でもそれを気にしてしまう心はダメですね」と。**

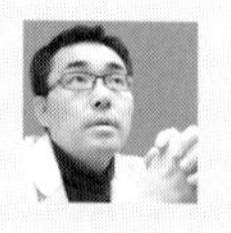

⑥過食をしてしまった後に、自分への罰として絶食を企てる人は少なくありません。しかしそこには、「体は自分のもの。どのような仕打ちをしたって構わない」という横暴さ・傲慢さが隠れていることに気づく人は多くない。もし自分の体にひどい仕打ちをしようとする人がいるなら、自らのうちに子供を宿した場合を考えると、その愚かさに気づけるでしょう。

この言葉が響いた。その通りだ、と納得した。もう絶食はしない。そう思った。先生に握手をしてもらって、診察室を出た。安心感と治したいという気持ちから、涙が出た。

細かいことを気にしても仕方ない。楽しく生活しよう！　私が笑っていた方が、周りの人も幸せなんだ！（先生がくれた言葉）そう考えようとも。

それからは、過食を抑えるために、漢方のほかに向精神薬も追加した。これも、先生が週ごとに細かく用量を調整してくれて、すごく効果を感じた。このころには、外食でハンバーグを食べられるようにまでなっていた。過食することもあったが、量は減ったし、もちろん、絶食はしなくなった。

カウンセリングで１番得られたことは、私にとって妹が１番の癒しであるということだ。“素”に近づくことができるといった方かな？

カウンセリングで妹の話をしたとき、ふと「笑っている妹を見ていると幸せだな。かわいいな」と思った。妹は決して痩せてはいないが、可愛かった。いつもにこにこ。美味しそうに食べる。私もそうなりたい。こう思った。なにかが吹っ切れたきがした。

⑦熊木先生は、診察で食について聞いてくることはなかった。いつも、精神的なことや日常生活について尋ねた。これが、私には安心できた。

⑦過食症治療において、食事の事や体重にこだわる事はあまり得策ではありません。意識過剰になり、心身が硬直してしまうからです。日常生活や精神生活について尋ねるのは、決して雑談ではありません。治療の最終目標は、詰まるところ「心が伸びやかになり、自分という存在を真の意味で認められるようになること」だからです。

⑧この治療を通して、私が大切にしていたものがある。１番最初に診察を受けた時に書いてもらった、小さな紙だ。「自尊感情を上げる」こう書いてある。「摂食障害は、食への治療ではない。心の治療だ」という、熊木先生の思いが詰まった紙。

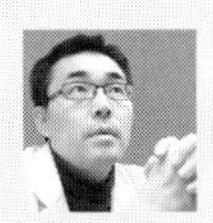

⑧私は患者さんに、この小さな紙を“念”を込めてお渡しします。眠る前に患者さんに唱えるようにお願いしている言葉、それは「私はありのままの自分を許せるようになってきているかな」という“魔法の呪文”。この言葉は、眠る直前に唱えるからこそ、大きな効果があります。

治療中、くじけそうになった時、いつもこの紙を見て、心を持ち直した。治そうと思い返した。治せないかもとか、過食したいとか、そんな負の感情が浮かぶ時、決まってこの紙をみる。自分を落ち着ける材料にしている。

うまくいかないこともまだあるけれど、大体は落ち着くことができる。

もう１つは先生の言葉。

⑨「熊木に好かれようと努力しないでくださいね」そうだな、と、思った。

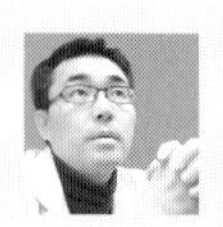

⑨摂食障害に陥りやすい女性は元々、自分が大事に思う人を喜ばせるため頑張りすぎる傾向が強い。そのことがかえって、治療を妨害してしまう。自己存在を自然な形で容認できるようになるまでは、このような細かい注意も必要となってきます。

私は常に、人に好かれようと努力し続けていた。先生はそれを見抜いてる。熊木先生には素直になろうと思った。信用してみようと思った。私はまだまだ、治療中ではあるが、きっと治ると信じている。治してやる！とも思っている。

そういえば、最近いいことがあった。２年ぶりに月経が戻ったのだ。

たった１日だったけれど、大きな進歩だ。先生も喜んでくれた。母も主人も。また治療への意欲が湧いた。

治したいという気持ち。これを固めることが大切だと思います。また、自分を大切にしてあげること。許してあげること。これができるようになった時、摂食障害は完治するのではないかなあ、こんな風に思います。

＜家庭環境についての補足＞

小さい頃から父方の祖母が厳しかった。母をいじめ、私に母の悪口を言った。私に対しても当たりが強く、日々怒られていた。

「馬鹿じゃないの？」これを、事あるごとに言われていた。

家庭の全ては、祖母の機嫌で支配されていた。父は、見て見ぬ振り。私は、母と妹を守ろうと、祖母に刃向かうことが多かった。気性の荒い娘を演じた。わざと荒々しい行動をして、敵に回ってみたりもした。

⑩私が悪いことをすると、(例えばお味噌汁をこぼすとか) 祖母と母が一緒に叱るので、2人が仲良くなっているような気がしてうれしかった。だから、わざと悪いことをしてみた。

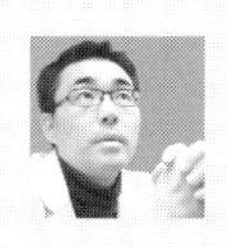

⑩幼少期に家庭不和がある場合、わざと自分から悪いことをして注意を受けたり、わざと事故にあって注目を集めようとしたりする子がいます。家族の紐帯となるため自己犠牲を払ってしまうこのような精神が、思春期になってからの摂食障害発症につながっている可能性は否定できません。

また、母が帰ってくるまでに、祖母の機嫌をよくしておくために、懸命におだてた。祖母は、私が友達と遊ぶのを嫌ったため、我慢して話し相手になったり、喜ぶようなことをしたりした。これを小学生のころからずっと続けていた。

また、夕食は、みんなでとることが多かったが、無言だった。母が、場を取り繕うため話をするが、祖母は、それを無視するか反発するだけ。父は、見て見ぬ振り。私はいつも、母の味方をして、良かれと思って祖母に刃向かっていた。でもある日、母にこう言われた。「あんたは黙ってなさい。余計なことを言わないで」と。中学生の私には、こたえた。良かれと思って、毎日がんばっていたのに。本当にガラガラと音をたてて、心が崩れたのがわかった。もう絶対に、夕食の会話には参加しない。心に決めた。それが中学3年生のとき。

高校3年間、ほとんど無言で、夕飯を食べた。

それでも、父と母が大好きだった。なんとしても好かれるために、一生懸命勉強した。妹よりも好かれたい。最低だけど、こう思った。もちろん妹のことは大好きだった。そのためには勉強・運動・可愛さ、全てにおいて上を行く必要があった。必死で努力して、学力・運動・容姿を維持していたつもりだ。自慢の娘を目指していた。

第3章
女性の貌とナルシシズム

醜形恐怖症治療から垣間見える、女性のナルシシズム生成の危うさ〜鏡と化粧の意味〜

一般的に母親が子供にしつけを行う際、それが男の子であれ、女の子であれ、好き嫌いがない子になるように育てようとします。

好き嫌いという場合、一般的にはまず食べ物のことを指すでしょうが、実はそれは食べ物に限ったことではない。

仮にどのような人に遭遇しても、初対面で警戒心を解き、にこやかに笑えること。すなわち、一見自分の性に合わないような人物に対しても、フランクに振る舞えること。

これは、特に女性の成長過程において、社会が求める資質です。

そのような社会の“掟”をくぐり抜けて女となり、母となった女性が、そのうちに醸成した価値観は、それが意識的なものであれ無意識的なものであれ、子に引き継がれていく。

男の子はその成長過程で、社会の体制に抗い、さまざまな事柄で好き嫌いを表明するようになることが多く、また社会もそのことに寛容です。

しかし、女の子は成長していくにつれ、ますます社会（とりわけ“女性社会”）からの同調圧力が強まり、社会における諸々の事柄に対し恭順の意を示すことを求められるようになるのです。

「何を21世紀にもなって、このようなアナクロニズムを持ち出すか」

と批判する向きもあるかもしれません。

しかしこれは、今現在、精神科診察室から見える風景の一端を切り出したものです。それが証拠に、会社の受付に座るのは、いつの時代も笑顔の素敵な女性である。この役目は、幼少から笑顔でいると「かわいいよ」と言って褒められ、自らの笑顔がより魅力的で自然であるように、鏡を前にして絶えず“訓練”を積んできている女性でなければ務まりません。

女の子は物心ついた頃から、母の持つ化粧品に憧れ、鏡を前に微笑んでみせ、ちょっと背伸びをして自分の唇に、母の化粧箱から取り出した紅を引く。

その姿をのぞき見た母は、「やはり女の子ねえ」といって、我が子の成長過程を穏やかに見届ける。

これが男の子だとそうはいきません。

同じようなこと（自分の顔を見てうっとり）をやっているのを母が見るやいなや、「男の子なのに、しゃれっ気出しちゃって」などと、すかさず牽制する。

その母の反応を見て、男の子は「こういうことをするのは、いけないことなのだ」と学習します。

すなわち、女の子はナルシシスティックな振る舞いをすることが母（すなわち社会的意志の反映）から容認され、男の子はそれを禁じられる。その結果、女の子のナルシシズムは益々強化され顕在化していき、男の子のナルシシズムは隠蔽され潜伏していくことになる。

（言わずもがなだが、男の子のナルシシズムも決して消滅することはありません。ただ、形を変えてしまう。鏡を通し自分の姿を見ることは、男性も決して嫌いではない。しかし、これを他者（特に女性）に見られることに戸惑いと恥じらい・恐れがあり、ときとして鏡の前に立つことに強い葛藤が生じます。鏡の誘惑にどう対峙するか、そこに常にディレンマがある。）

男の子も思春期を迎えると、髪型などにとらわれ、そのセットのため長く鏡の前に立つことがある。

しかし、その時間の長さから鑑みて、驚くほど自分の“顔”そのものを見ていない。ただ、髪型という細部にこだわるばかりです。

それに対し、女の子が鏡に映った自分を見る場合、圧倒的に自分の“顔”自体を見ている（髪型にもこだわるが、それはあくまで顔という主役をどう引き立てるか、ということに主眼があります）。

化粧は、ナルシシズムの表出を許された女性の特権であり、かつ責務です。

女性は、鏡の前で、自分の持ち合わせた顔のポテンシャルを計り、それを最大化させるべく日々化粧という行為を通して、自己表現の鍛錬を繰り返すのです。

小さな頃鏡の中の自分にうっとりしていた女の子も、成長していくにつれ、鏡を前でため息をつくようになる。幼少期、まったく気にならなかった顔のある部位についての不満・不足が、顔を見るたびどんどん強化されていく。そのようなかたちでコンプレックスが形成されていくなら、毎日の化粧は、格闘の時間となる。自分の顔に手入れを施し、何とか社会との折り合いをつけていく。ため息まじりに試行錯誤される化粧は、いつまでたっても洗練されず、各所に戸惑いの跡が刻まれています。

それに対し、鏡を前にするたびに自信を深めた女性が、より魅力的に作り上げていく確信に満ちた化粧は、一目でそれと分かる。

たかが化粧、されど化粧。

化粧は単なる美のテクニックではない。そこには、自尊感情が投影されています。

では大部分の女性にとって、そういった惑いの連続である化粧、それをいっそ止めてしまったなら、どうなるか。すなわち、「すっぴん」ですね。

しかし、これは同性である女性達から、簡単に容認されない。もしすっぴんで街を歩こうものなら、「あの子、何様？」「ふうん、自信あるのね」と牽制され、時には敵意さえ向けられる。それが先に「化粧は、女性の責務」だといった所以です。

すなわち女性は、ナルシシスティックに振る舞うことを止めたくても、もはや止めさせてもらえない。

さらに現代は、皆が「ナチュラルメイク」という超絶技巧を駆使する時代に突入している。これは「化粧しているのに、しているように見えない」というものです。

このように化粧とは、ある女性にとっては飛翔するための翼であり、またある女性にとっては女性社会の掟から逃れられぬようにするための桎梏です。このような“戦い”で勝ち鬨をあげる女性もいれば、そもそも“戦い”から早々に降りる女性もいる。

そしてその一方で、“一発逆転”を狙う女性もいる。それは「醜形恐怖症」（身体醜形障害・醜貌恐怖症）の女性です。

醜形恐怖症とは、自己臭恐怖症・自己視線恐怖症などと共に「思春期妄想症」（自分自身に問題があり、そのことが他者に不快感を与えていることを妄想レベルで信じ込んでしまう精神疾患）にカテゴライズされる精神疾患です。

毎日の化粧で自分の顔を“耕す”ことが絶望的なまでに難しいと落胆し、その結果、そもそもこのような顔に生まれついた不幸を愁嘆し、果てはその運命を呪うことさえある。

化粧などという手入れの繰り返しでは、身体も心も永遠に解放されない。その状況からの脱出は、美容整形手術しかない。そのような思考にとらわれた女性です。

醜形恐怖症の女性患者さんは、初診でよく母親を帯同します。その母の前で、「もうこんな顔、嫌なんです」と決然と言い放つ。隣席の母は、沈うつな表情でだんまり。このときの母は、針のむしろでしょう。

自分が生み育てた結果として今ある娘の容姿が、娘本人から全否定されているのであるから。

当然そのことは、娘本人にもよく分かっている。そう、分かっていながら、これ見よがしに言い放つ。これは「こんな顔に産み落としたあなたに、私の気持ちが分かるか」という、母親への怨嗟・呪詛の表現。これまでどれほどの苦悩を抱え、堪え忍んできたか、滔々と語られたあと、女性は涙ながらに、決まってこう口にする。

「先生、どうか整形手術を許可してください。そうでなければ、私生きていけません」

美醜というのは、文化的背景が規定するものであると同時に、きわめて主観的なものです。世間的に見ても結構かわいい子であるのに、当人は「自分が醜い」といって一歩も引かない。そのような女性を慰めようとして、「いやいや、あなたはかわいいよ」と言ったところで、糠に釘でしかない。

しかしだからと言って、整形手術は断固として認めるわけにはいかない。ひとたび顔にメスを入れたが最期、そこからは地獄への一本道、何度メスを入れたところで彼女が待望した理想的な顔になることはなく、もれなく「ポリサージャリー（頻回手術症）」となっていく。そして泥沼にはまっていき、果ては美容外科医を相手取り、医療訴訟というのがお決まりのパターンなのです。

鏡と化粧というアイテムは、女性の自己愛生成を力強く下支えしていくこともあれば、ときに残酷なまでに女性の自尊感情を粉々に打ち砕くこともある。

それでも女性達は、どちらに転ぶとも知れない危うさを湛えた自らのナルシシズムを精妙なバランスで維持するため、今日も化粧に励む。

醜形恐怖症の患者さんが本当に傷ついているのは、顔ではなく、そのナルシシズムです。診察室で醜形恐怖に苦しむ患者さんと対峙するにつれ、女性として生きていくことはいかに多くの掟に規定されているか、そしてその掟をかいくぐることがいかに困難であるかという問題に逢着し、慄然とさせられるのです。

現代の美の“魔術師”美容整形外科医自身が、醜形恐怖症になった理由〜美しくても逃れられない、女性ナルシシズム由来の苦しみ〜

これまで20年の診療のなかで、醜形恐怖症の患者さんにも数多く接してきました。

醜形恐怖症とは、別名身体醜形障害（body dysmorphic disorder：BDD）あるいは醜貌恐怖症ともいいます。自己身体（特に顔）が醜いのではないか、それゆえに誰かに嫌がられていないか、馬鹿にされてはいないかと極度に恐れるのが、その主症状です。

中でも、印象深いのは、数人の美容整形外科ドクター（女性）です。

（※これから話す事柄は、その精神病理においては忠実に抽出していますが、個々の方々のプライバシーに配慮し、細部の改変を行っています。どうぞご了承ください）

皆目を見張るほどの美人で、一見「何の問題があろうか」と訝るほどでした。

しかし、詳細を訊くと、それぞれに入り組んだ事情を抱えており、なかには「うーん」と腕を組んで考えこんでしまうようなケースもある。

皆さん、開業美容外科医ですので、自らが“広告塔”になる必要があるので、“美しくある”ことが1つの使命ともいえる。それゆえにか、自らの顔に再三メスを入れてきた、という方がいる。

確かに、自身の体をベースに“美の飽くなき探求”をした結果、この成果を多くの美に苦しむ患者さんたちに還元する、というストーリーなら、美容外科医になった経緯は理解しやすい。

しかし一方で、自らの顔に一切メスを加えたことがないという方もおられるのです！　それでいて、醜形恐怖症？　これはどういうことなのか。

前者、自身が何度も繰り返しオペされてきている方を、A子先生とし、後者、自らが一度もオペされたことがない方を、B子先生とモデル化（数人の方々の合成）してみることとします。両者の事情を比べてみましょう。

A子先生は、某医科大学卒業後、研修を終え、まずは小児科医を目指しました。真面目でコツコツ業務を行う先生は、とても勉強熱心で、患者さんからも多くの信頼を得ていたといいます。

その一方、大学卒業時に一斉に同じ大学の男子学生と結婚した女性の同期は、A子先生から見ても皆美人で、「医学部でいくら頑張ったって、結局、キレイな子は皆結婚して家庭に入るのね」と思い、少し侮蔑的な目で見ていたとのこと。

ただ、昔おつきあいしていたC君が、友人でこれまた美人のD子さんと結婚することになったと聞いて、これには少しショックを受けました。「結局、私は選ばれなかった…」と少し悔しい気持ちがしたけれど、「そんなこと関係ない」と即座に打ち消そうとしたといいます。

（「これが、美容外科に赴くきっかけになった、とは後で気づいた」。A子先生の述懐です）

毎日夜遅くまで働き、くたくたになって帰る日々。

あるとき、信頼関係ができていると思っていた患者さんの親から訴訟されそうになり、「こんなに一生懸命やってきたのに、認めてもらえないのか…」と失意のどん底に落ちました。

そのころから、「少しだけならいいか」と思い、美容外科に行き、ずっと気になっていたダンゴ鼻をちょっぴり形良くする決意をした。それから、何か嫌なことがあるたびに、“自分へのごほうび”として、美容整形を繰り返していきました。

いつのまにか、小児科への執着は消え失せ、自身の美の追求のみ先鋭化していた現状に気づいたとのことです。

それならば、この熱意・執着を、そっくりそのまま美を求める患者さんのサポートに振り向ければ、充実した後半生が過ごせるのではないか、と考えるようになり、それから美容整形外科医へ転身を遂げたのでした。

A 子先生自身、自分が醜形恐怖症であることには、とうに気づいていました。同じく醜形恐怖症患者さんが多く集まるであろう美容整形外科であるなら、シンパシーを持って仕事ができるだろうし、また患者さんたちにも同じくシンパシーを持ってもらえそうだ。それはその通りであるし、なかなか説得力がある。

しかし、A 子先生はその後も「美容整形依存」が止まらず、どこまで自分の顔を信頼おける美容外科医にさわってもらっても、「まだまだこれでは満足できない」と思うのです。これは美に貪欲になっているように見えるが、そうではなく、「やはり醜形恐怖が果てしなく追いかけてくる」のだそう。

どこまでやっても苦しみから開放されない。

これは多くのポリサージャリー（何度も何度も手術を受けること）に陥っている醜形恐怖症女性たちと、まるで同じ状況です。顔は、ひとたびいじりだすと止めどない。そういう意味では、美容整形外科医は因果な仕事ともいえます。

一方の B 子先生はどうか。

こちらは、子供の頃から「本当に美人だ」と褒めそやされ、大きくなるにつれ、数知れぬほどの男性に求愛されたのだといいます。高校卒業頃の写真を見せてもらいましたが、なるほどそうかもしれない…と思わせるものでした。

しかし、当の本人は随分冷めた目で、自分を見ていました。「回りのみんながそういうなら、自分は美人であるのかもしれない。ちやほやされるのも、それゆえだろう。でも、仮にそうだとするなら、この美を何らかの事情で失うと、誰からも相手にされなくなるだろう。もしそうなったら、どうやって生きていこう。これを保持し続ける努力がずっと欠かせない…」

JCOPY 498-22908

天から授かった自身の美が自尊感情を高めるのに役立つことはなく、むしろ桎梏となり自身を苦しめ続けたのでした。実際B子先生は、「自分がキレイだと思ったことなど一度もない」という。確かに、美は主観的なものです。また、集団で美のコンセンサスは形成されうるものの、それとて絶対的なものではない。自身の美しさとは、自らの確信に裏打ちされていなければ、存在し得ないのです。

キレイでないはずの自分が、キレイで在り続けるための努力。それが何と空疎で、息苦しいものか。B子先生は、美から目を逸らそうとします。医学部を出ましたが、当然美容整形外科など目指しません。消化器内科医として研鑽を積みます。

幾人かの男性とお付き合いもしましたが、プロポーズされそうになると、必ず自分から別れを切り出す。それは、自分の顔が好きになって、結婚までしようとする人々だからです。どうしてそんな重大なことを決めるのに、顔が根拠となりうるのか。そんな人とは決してこの感覚のズレは共有できないだろうし、そもそもそこから未来が見えない。

しかし、そんな彼女も次第に疲れてきました。一内科医として地道に生きていこうと思ったのですが、やはり自分は「美意識過剰」なのだと思い至るようになりました。美から逃避しようとし、結局美に絡め取られる人生。美しくなりたい人の気持ちは分からないが、美しさを失う恐れだけはよく分かる。私のような人たちもきっと、美容外科であれば沢山やって来るはずだ…。

そこで、居直って美容整形外科医になりました。

開業してから、施術するたびに患者さんたちに言われること、それは「先生って、ホントにキレイ」。キレイであることは、商売柄都合がいい。だからそれはそれでいいのだが、この患者さん、どういうつもりでそのような言葉を発するのかは、いつも気にかかる。

「きっと先生も、たくさんお金かけて、顔を治してきたんでしょ」

「私も先生と同じようにキレイになりたい。先生と同じ方法を使って」…。

「顔なんて、一度もいじったことはないのよ」っていうのは、大人げないし、そもそもそのこと自体が美容整形否定、すなわち自己否定になってしまう。まあどうとられてもいいが…。でも、あれこれ考えると本当に疲れてしまう。

最近、老いを感じてきている。美しさは分からないままなのに、老いだけは、それによる美の衰えだけは自覚できる。それはとても怖いこと。ひょっとすると、死よりも怖いことかもしれない。

「これも醜形恐怖症といっていいのでしょうか。

これからも患者さんの注視に耐え続けなければいけないのに、この顔、もってくれるのでしょうか…」

美容外科医という美をコントロールできる現代の“魔術師”は、自身が美しかろうとそうでなかろうと、自らの顔とどのように対峙し折り合うか、葛藤を抱え続けてきた人が多いのは間違いないでしょう。

他者や時代が集合的に規定する“美”というものに翻弄されつづける現代女性は、ナルシシズムの保持が本当に難しく、容易に醜形恐怖症に陥る可能性がある。

美において万能であるはずの美容整形外科医の苦悩の在り方が、それを示唆しているといえそうです。

あとがき
～「こけおどしの強さ」には惹かれるな～

末筆ながら、一点どうしても触れておかねばならないことがあります。それは「自己愛性パーソナリティ障害（Narcissistic personality disorder：NPD）」との関わりについてです。本書の主要テーマは、自己愛の発達不全・低下した人々の自己愛増進・回復ですが、世の中にはそれとは一見まるで真逆の「自分しか愛せない人」がいる。

ここでまず、NPDの概略に触れてみます。

1）NPDの特徴

・徹頭徹尾、利己的である。
・自己顕示欲が強い。
・他者に賞賛を強く求める。
・自己都合に合った理解を、他者に強く求める。
・傲慢で、権力指向が強い。
・対人操作性が強く、相手から搾取する。
・他者への共感性が欠如している。
・他者への怒り・敵意をむき出しにし、激しく非難、時に脅迫さえする。

2）NPD、5つのサブタイプ（セオドア・ミロンによる）

A）「反道徳的ナルシスト」：いわゆる詐欺師・ペテン師。良心がなく、反社会的・支配的・搾取的。
B）「好色的ナルシスト」：ドンファン的性格。エロティックで魅惑的・快楽主義的。
C）「代償的ナルシスト」：いわゆるコンプレックスの固まり。「自分は本当は優れている」という幻想を持ち出すことで、劣等感を中和する。過敏で回避的。

D）「エリート主義的ナルシスト」：自分は特権的で特別な能力を有するということに、何の疑いもない。

E）「狂信的ナルシスト」：自らを全能の神であると盲信し、そのように振る舞う。誇大妄想的。

3）NPD の精神病理

ベースに、脆弱な自尊感情を抱えている。

「自分は決して愛されない」という思いが潜在し、そこからくる劣等感・不安・自暴自棄、さらには他者に対する嫉妬・羨望・怒り（これらが、他者への攻撃性の大本）が渦巻いている。

さらに「本当は愛されるはず、愛されるべき」というようなファンタジーが構成され、そこから万能感・誇大自己（これらが、恥をかくことをひどく恐れる根拠）が膨れあがる。

そして、自暴自棄と自己誇大化のあいだで激しく往来するため、中庸にある等身大の自分が了解できない。

実のところ、本書の対象である「自己愛危機者」（と仮称します）の女性は、このような「NPD 者」（と仮称します）の男性が見せる「こけおどしの強さ」に惹かれることが多い。ちょうど自分に不足しているものを相手が持ち合わせているように見えるからでしょう。

例えば、

・（自分だととても表現できない）わがままに惹かれる。
・騙されてしまう。
・容易に、組み敷かれてしまう。
・相手の言いなりになって、貢いでしまう。
・性的に溺れさせられてしまう。

といったようなことになりがちです。

最初のうちは、そのような関係が相互補完的にジャストフィットします。一見すると「割れ鍋に綴じ蓋」で、それでいいようにも思えます。

しかし本当のところ、NPD 者の「こけおどしの強さ」は脆弱な自尊感情に根差すということが、自己愛危機者にも次第に分かってくる。「自分は決して愛されない」という自棄的な思いは、NPD 者にも自己愛危機者にも等しくあって、違うのは「本当は愛されるはず、愛されるべき」というファンタジーを構成できるか否かという 1 点のみです。すなわち、両者は見かけは正反対ですが、突き詰めると同じ傷を有しているのです。そこに気づいたとき、自己愛危機者は幻滅するかと思いきや、むしろ NPD 者への愛おしさが増してしまう。そして、「もっと彼を理解したい。彼が傷つきやすいなら、守ってあげたい。彼が誰にも共感さえできないほどならば、私の愛情で変えてあげたい」などと考えるようになる。ここまでくると、共依存関係の完成です。これだけで済めばまだ大した問題には思えないかもしれませんが、双方の関係が煮詰まってくると、NPD 者の支配・搾取はさらに強まる。そして、自己愛危機者は時として深傷を負うのです。私としては、できる限りそのような方向に行ってほしくない。

ところで本書において、私は自己愛危機者の方々に対し、終局の目標は「ありのままの自分が、存在することを許せるようになる」ことだと言い続けてきました。しかし、これはなかなかに険しい道行きです。もしその途上で、あなたの前に NPD 者の「こけおどしの強さ」が立ちはだかったら、どうなるか。魅惑的な NPD 者と関わり、言いなりになり、さらには彼の不足を補完する役割を担えるなら、あなたにも一気に表層的な自信が漲るようになるでしょう。そうすれば、先に示した迂遠な目標に向き合わずに済むような気がしてくるかもしれない。しかし、これは皆が陥りがちな“ワナ”なのです。このことにあらかじめ気づいておくことは、非常に大切です。

では、あなたはどうすればいいか。関わりをもった NPD 者の彼も一緒に救うことはできないのか。本書は NPD 治療を論じないので、その詳細については措くことにします。共依存関係にある２人を双方とも覚醒させ、同時に救済することは、１人の精神科医の手に余ります。まずあなたは、先述の目標に立ち返り、地道に自尊感情の醸成を目指す。目標が果たせた暁には、自分自身についても彼についても冷静かつ鳥瞰的に見渡すことができるようになる。あなたが愛憎にまみれることなく彼と関わることができるようになって初めて、彼の救済に着手できるのです（そもそも彼は、救済されることなど望んでいないかもしれませんが）。

いかがでしたか。私にはもう言い残すことはない。先輩たちが書き残してくれた数多くの金言に従って、とりあえず前に一歩、進んでみましょう。あなたの人生は、あなた自身の力で変えることができる。本書を通じて、あなたがそのことを信じられるようになったなら、それに勝る喜びはありません。

熊木徹夫

索　引

あ行

か行

さ行

た行

な行

は行

ま行

や行

ら行

欧文

あいち熊木クリニック

〒470-0136 愛知県日進市竹ノ山 2-1321

0561-75-5707 Web http://www.dr-kumaki.net/

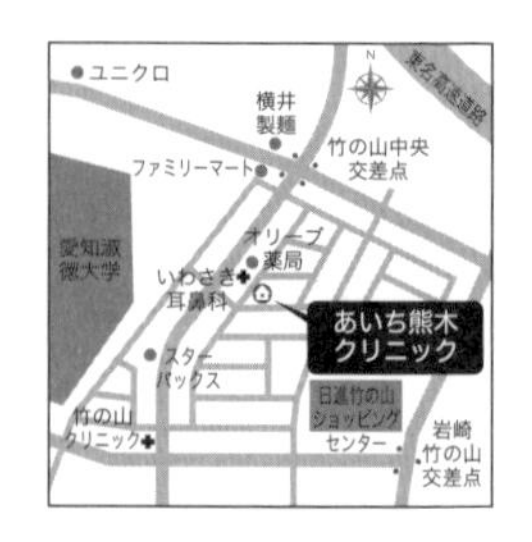

営業時間：

月・火・木・金	9：00〜12：30
	16：00〜19：00
水・土	9：00〜12：30

院長ブログ
http://www.dr-kumaki.net/kimo/

熊木徹夫

京都市出身。名古屋市立大学医学部卒。

あいち熊木クリニック院長・精神科医・漢方専門医。

著書に、『精神科医になる～患者を＜わかる＞ということ～』(中央公論新社)、『精神科のくすりを語ろう』(日本評論社)、『精神科薬物治療を語ろう』(日本評論社・共著)、『ギャンブル依存症サバイバル』(中外医学社)などがある。

自己愛危機サバイバル
～摂食障害・醜形恐怖症・自己臭恐怖症の克服・治療～ ©

発　行　2018年 9月20日　1版1刷

編　著　熊　木　徹　夫

発行者　株式会社　中外医学社
代表取締役　青木　滋
〒162-0805　東京都新宿区矢来町62
電　話　(03) 3268-2701 (代)
振替口座　00190-1-98814番

印刷・製本/横山印刷㈱　〈KS・MU〉
ISBN978-4-498-22908-2　Printed in Japan